Martina Effmert

Angst vor Übelkeit und Erbrechen

humboldt

INHALT

EIN PERSÖNLICHES VORWORT ZUR 3. AUFLAGE

Liebe Leserinnen und Leser,

als dieses Buch zum ersten Mal erschienen ist, hätte ich nicht geahnt, wie viele Menschen sich darin wiederfinden würden. Seit der ersten Auflage haben mich unzählige Nachrichten erreicht: von Betroffenen, die sich zum ersten Mal verstanden fühlten, von Angehörigen, die endlich Worte für das Leiden ihrer Liebsten fanden, und von Therapeutinnen und Therapeuten, die das Buch in ihrer Arbeit einsetzen. Viele dieser Rückmeldungen waren berührend, manche schmerzhaft ehrlich – und alle haben mir eines gezeigt: Die Angst vor Übelkeit und Erbrechen ist real. Und sie verdient Aufmerksamkeit, Verständnis und wirksame Hilfe.

Diese dritte Auflage erscheint nicht zufällig gerade jetzt. In den vergangenen Jahren habe ich viele weitere Menschen mit Emetophobie begleitet – in meiner Praxis, in Gruppen, in Kursen und zunehmend auch über digitale Formate. Mein grundlegendes Verständnis dieser Angst hat sich dabei nicht verändert. Emetophobie ist und bleibt eine komplexe Angststörung, die sich selten auf das Symptom Übelkeit oder Erbrechen reduzieren lässt. Sie ist eng verbunden mit Kontrollbedürfnis, Katastrophisieren, Erwartungsangst, Scham und einem zunehmenden Rückzug aus dem Leben.

Was sich jedoch deutlich erweitert hat, sind die Möglichkeiten der Behandlung und Begleitung. Die Erfahrung aus vielen Jahren therapeutischer Arbeit, kombiniert mit neuen Formaten und Zugangswegen, ermöglicht heute eine noch individuellere, flexiblere und alltagstauglichere Unterstützung für Betroffene.

Parallel zu diesem Buch ist mein Podcast „Leben ohne Angst“ entstanden. Dort spreche ich offen über Angststörungen, Therapie, persönliche Erfahrungen und fachliche Einordnungen. Besonders die Folgen zur Emetophobie erreichen viele Menschen, die sich (noch) nicht in eine Praxis trauen oder sich zunächst anonym informieren möchten.

Aus meiner praktischen Arbeit ist zudem der Emunis®-Kurs hervorgegangen, ein strukturiertes Programm, das Betroffene Schritt für Schritt dabei unterstützt, den Teufelskreis der Emetophobie zu durchbrechen. Viele Leserinnen und Leser berichten, dass gerade die Kombination aus Verständnis und konkreten Übungen für sie entscheidend war. Dieses Buch bildet dafür die Grundlage.

Ein wichtiger Entwicklungsschritt war außerdem die Erweiterung der Angebote für Kinder. Da zunehmend Familien mit sehr jungen Betroffenen zu mir kamen, habe ich ein eigenes, altersgerechtes Format entwickelt. Die Begleitung erfolgt behutsam und ressourcenorientiert im 1:1-Online-Setting, mit enger Einbindung der Eltern.

Ergänzend finden Sie auf meiner Website Audio-Übungen zur Selbstregulation und zum Umgang mit akuter Angst. Über den QR-Code im Buch gelangen Sie direkt zu diesen Angeboten.

Für diese neue Auflage war es mir wichtig, das Buch noch einmal bewusst in die Hand zu nehmen – nicht, um seine Botschaft zu verändern, sondern, um sie zu erweitern und zu ergänzen. Dieses Buch ist kein schnelles Versprechen und keine „Wunderlösung". Aber es ist eine Einladung an Sie hinzuschauen, zu verstehen, sich ernst zu nehmen und sich Hilfe zu erlauben.

Herzlichst Ihre
Martina Effmert

Meine Website

Audio-Dateien zur Selbstregulation und bei akuter Angst

Emunis®-Kurs bei Emetophobie

Mein Podcast „Leben ohne Angst"

GEGEN DIE EMETOPHOBIE LÄSST SICH ETWAS TUN

Emetophobie, die unbekannte Krankheit

„Das glaube ich jetzt nicht! Es gibt eine Angst vor dem Erbrechen?"

Diese Reaktion erlebe ich häufig, wenn ich von meinem Schwerpunkt innerhalb der Phobien in der Praxis spreche. Angstbehandlung ist mein zentrales Thema. Das können ganz unterschiedliche Ängste oder Phobien sein, z. B. Flugangst, allgemeine Ängste, Schulangst, Hypochondrie, die Angst vor Spinnen, die Angst vor der Zukunft, Panikattacken und viele mehr. Den weitaus überwiegenden Teil meiner Arbeit widme ich seit vielen Jahren Patienten, die an einer Emetophobie erkrankt sind – das ist der Fachbegriff für die Angst vor dem Erbrechen.

Wahrscheinlich halten Sie das Buch in den Händen, weil Sie selbst oder ein Angehöriger an dieser Krankheit leiden oder weil Sie vermuten, dass Ihre bisher unerklärlichen Symptome mit dieser Krankheit endlich einen Namen bekommen und damit auch der erste Schritt zu einer Genesung getan werden kann. Vielleicht haben Sie oder Ihr Kind aber auch längst andere Diagnosen gestellt bekommen und sind schon lange in Behandlung, aber irgendwie geht es nicht weiter ...

Dieses Buch wird Ihnen helfen, die Emetophobie auch in Abgrenzung zu vielen anderen Ängsten und Krankheiten zu erkennen und zu verstehen. Der Ratgeber enthält viele praktische Anleitungen zur Selbsthilfe und unterstützt Sie dabei, Ihren Weg zu finden und die Emetophobie zu überwinden.

Schleichender Verlauf

Das Gemeine an dieser Krankheit ist, dass sie häufig so unspektakulär anfängt. Meistens beginnt es mit Übelkeit. „Mir ist schlecht" ist ein Satz, den die Betroffenen bis zur Ausprägung der Phobie wahrscheinlich schon viele Tausend Mal gesagt haben – und den Sie sicherlich auch kennen!

Die Übelkeit mutiert mit der Zeit zu einer ungeliebten Dauerbegleiterin. Jeden Morgen beim Aufwachen oder einfach zwischendurch ist sie da. Immer wieder wird den Betroffenen aus unerklärlichen Gründen schlecht und sie sind deshalb häufig beim Arzt. Mütter klagen bei Kinderärzten über ständige Bauchschmerzen des Kindes und Erwachsene wissen häufig nicht, was sie überhaupt noch kochen oder essen sollen. Nichts vertragen sie mehr, ständig ist ihnen einfach nur schlecht. Die Tests bei den Ärzten sind negativ und die Verzweiflung steigt. Schulmedizinisch wurde mehrfach alles abgeklärt und die Ergebnisse von diversen Untersuchungen waren ohne Befund. So oder ähnlich beginnt Emetophobie, und der Verlauf zieht sich häufig über Jahre und Jahrzehnte – ohne Behandlungserfolg.

Wenn ich mit Freunden und Bekannten über diese Krankheit spreche, dann erlebe ich meistens eine große Ungläubigkeit und stoße auf Unverständnis. Das zeigt mir jedes Mal, dass Emetophobie noch wenig bekannt und in der Gesellschaft noch nicht richtig angekommen ist. Hinter vielen Patienten liegt ein langer Leidensweg und sie haben den Fachbegriff für ihre Krankheit oftmals erst aus dem Internet erfahren. Überhaupt, dass es sich tatsächlich um eine Krankheit handelt, das war vielen Betroffenen vorher nicht klar.

Eine meiner Patientinnen hat 55 Jahre ihres Lebens mit dieser Krankheit verbracht. Erst ihre Tochter fand heraus, dass es für die Erkrankung der Mutter Hilfe gibt. Vielleicht haben auch Sie bereits eine jahrelange Odyssee durch Arztpraxen und unterschiedlichste Therapien hinter sich und waren schon wegen verschiedenster Diagnosen im Krankenhaus – nur die Diagnose der Emetophobie ist selten darunter zu finden.

So wechseln sich im Laufe der Krankheit erst Hoffnung, dann Zweifel und Enttäuschung ab. Die Emetophobie gewinnt einen zentralen Stellenwert im eigenen Leben und im sozialen Umfeld. Das Unverständnis in der eigenen Familie oder im Freundeskreis, die körperlichen Folgen durch Gewichtsabnahme und der damit verbundene Verlust an Lebensfreude, Lebenskraft und Lebensmut führen zu einer als immer schlechter empfundenen Lebensqualität.

Vielfach zweifeln Betroffene dann auch an ihrer eigenen Wahrnehmung: Ist ihnen nun wirklich schlecht oder bilden sie sich diese Übelkeit nur ein? Denn wenn sie sich die Übelkeit nur einbilden, dann müssten sie ja theoretisch keine Angst davor haben, sich zu übergeben. Auf der körperlichen Ebene ist ärztlich irgendwann auch alles abgeklärt: Magen-Darm-Spiegelungen, Ultraschall, MRT, die Schilddrüsenfunktion, HNO-Untersuchungen ... Diese Liste lässt sich schier unendlich fortsetzen, und wenn der Arzt keine körperliche Ursache finden kann, dann ist das sehr frustrierend. Hinzu kommt, dass Emetophobiker von ihrer Umgebung häufig nicht ernst genommen und als Simulanten eingestuft werden.

Vielleicht gehören Sie zu den jungen Müttern, die wegen ihrer Emetophobie große Schwierigkeiten haben, ihre kranken Kinder zu versorgen. Es gibt auch viele junge Frauen, die sich wegen der Emetophobie den Kinderwunsch vollständig verwehren. Auch Eltern erkrankter Kinder kommen zu mir, da sie im Umfeld und auch beim Kinderarzt auf Unverständnis stoßen und mit ihren Erlebnissen und Erfahrungen nicht ernst genommen werden.

So verschleppt sich diese Krankheit manchmal über Jahre oder Jahrzehnte, zum Leidwesen der Erkrankten, der Angehörigen und des Freundeskreises – und aus fachlicher Sicht völlig unnötig. Denn es gibt eine gute Nachricht: Man kann diese Krankheit mit all ihren Ausprägungen, Facetten und Besonderheiten gut behandeln.

Wir werden uns im Laufe des Ratgebers die einzelnen Bausteine der Emetophobie anschauen und sie genau beleuchten. So können Sie für sich selbst entscheiden, welche Bausteine für Sie relevant sind und wie Sie am besten mit ihnen umgehen können. Das hilft Ihnen dabei, sich selbst oder einen anderen Betroffenen besser zu verstehen und die einzelnen Bereiche der Behandlung anzugehen.

Katharina, 61 Jahre

Nicht zu fassen, dass diese namenlose Angst, die mich schon mein Leben lang begleitet, einen Namen hat: Emetophobie – und dass nicht nur ich davon betroffen bin!

Seit ich denken kann, war diese Angst Teil meines Lebens – nicht immer präsent, doch die Möglichkeit, dass irgendetwas diesen lauernden Schatten im Hintergrund aufwecken könnte, war immer latent vorhanden. Und wenn es mich ‚erwischt' hat, war ich diesem Schrecken, dieser alles überragenden Angst, hilflos ausgeliefert. Flucht nach draußen – am liebsten in die Natur –, ‚Notfallmedikamente', viel Disziplin und ein komplettes Verschweigen meiner immensen inneren Not: Das waren meine Möglichkeiten der Angst- und auch der Schambewältigung.

Durch das Wissen, dass auch andere Menschen davon betroffen sind, durch das mir nun zugängliche Rüstzeug, durch die Arbeit mit meinem inneren Kind, durch das Löschen vergangener Erfahrungen, die mit dem Krankheitsbild verbunden waren, sowie durch die Erschaffung neuer innerer Realitäten bin ich zutiefst erleichtert und kann zukunftsfroh weitergehen.

Wenn Angst zu Panik wird, sollte gehandelt werden

Ich kenne niemanden, der es schön findet, sich zu übergeben. Dennoch ist es für die meisten Menschen irgendwie erträglich, und meistens geht es einem danach ja auch tatsächlich besser. Im Unterschied dazu erlebt der Emetophobiker jedoch mehr als Ekel und Furcht: *Er erlebt diese Angst als existenziell bedrohlich. Es geht für ihn um Leben und Tod.* Kommt Ihnen dieses Gefühl bekannt vor?

Spätestens dann, wenn die Vorstellung des Übergebens zu einer Panikattacke führt, oder ein Magenknurren bzw. ein kurzes Husten ausreicht, um eine Angstkaskade bis hin zur Panik auszulösen – allerspätestens dann sollte gehandelt werden. Je früher, desto besser.

Auf der rationalen Ebene ist eine solche Angst oder Phobie selten zu lösen. Sie können Ihre Phobie vermutlich bis ins kleinste Detail beschreiben, vielleicht liegen auch schon langjährige Verhaltenstherapien hinter Ihnen – und dennoch beherrscht die Angst den Alltag. Höchstwahrscheinlich ahnen Sie, dass diese Angst unverhältnismäßig und übertrieben ist. Das macht das Ganze allerdings nicht besser, sondern führt ergänzend zu einer gewissen Scham.

Behandlungsziel: ein guter Umgang mit der Krankheit

Die meisten Betroffenen erwarten von einer Behandlungstherapie eine hundertprozentige Angstfreiheit. Doch hier ist die Enttäuschung im Grunde genommen vorprogrammiert, denn die Bandbreite der Ergebnisse reicht von:

1. Sie denken nicht mehr an Ihre Angst. Das wäre eine einhundertprozentige Lösung.
2. Sie können mit Ihrer Krankheit sehr viel besser umgehen und denken im Alltag fast gar nicht mehr daran. Das ist ein realistisches Ziel und eigentlich fast immer zu erreichen.

Die Akzeptanz von verbleibenden Ängsten ist wahrscheinlich die größte Herausforderung für Menschen mit Emetophobie. Und genau das ist der erste Schritt auf dem Weg hin zur Überwindung der Krankheit.

Ängste werden vom Unterbewusstsein angetrieben, und die Macht des Unbewussten ist groß. Gegen diese Stärke kommt der Verstand oft nicht an. Das ist ein Grund, weshalb Verhaltenstherapien – trotz allgemein guter Resultate – bei der Emetophobie nicht immer zum gewünschten Ergebnis führen.

Die Verzweiflung der Patienten nach langjährigen Therapien und meine Erfahrungen in der Behandlung haben mich dazu gebracht, ein eigenes Konzept zu entwickeln, im dem auch die Hypnosetherapie eine Rolle spielt. In der Hypnosetrance begegnen wir der Angst dort, wo sie entsteht: im Unterbewusstsein.

Im vorliegenden Buch werde ich Ihnen eine Reihe sehr wirksamer Techniken erklären und genaue Anleitungen zur Durchführung aufzeigen (mehr dazu ab Seite 139). Auch wenn Sie zu den Menschen gehören, die nicht an die Wirksamkeit mancher Methoden glauben, dann seien Sie offen und machen Sie die Übungen trotzdem – ganz oft stellt sich der Erfolg überraschend schnell ein. Lassen Sie sich von den positiven Ergebnissen überzeugen.

Merkmale einer Emetophobie

Worüber reden wir, wenn wir über eine Emetophobie sprechen? Die Emetophobie ist eine sehr stark in den Alltag eingreifende und das Leben verändernde Phobie. Betroffene haben hauptsächlich Angst davor, sich zu übergeben. Sie wachen häufig bereits mit dieser Angst auf.

Vielleicht kommt Ihnen das bekannt vor: Sie fühlen bereits morgens direkt nach dem Aufstehen in sich hinein und überprüfen gedanklich die einzelnen Organsysteme im Körper, ob alles in Ordnung ist oder ob sich vielleicht eine leichte Übelkeit einstellt. Sie denken rund um die Uhr an Ihre Angst und lassen von ihr weitestgehend Ihren Alltag bestimmen, da Sie sich selbst gewisse Unternehmungen oder Lebensmittel verwehren, um sich nicht mit Ihren schlimmsten Befürchtungen konfrontieren zu müssen. Somit schränken Sie sich in vielen Bereichen stark ein.

Die Krankheit sorgt zudem bei vielen dafür, dass nur bestimmte, als „ungefährlich“ eingestufte Lebensmittel verzehrt werden. Wenn Nahrungsmittel abgelaufen sind, steigt wiederum die Panik. Es wird alles versucht, um triggernde Situationen zu vermeiden. Dabei spielt auch die Hygiene eine große Rolle. Betroffene neigen dazu, ihre Umgebung zu kontrollieren sowie sich und andere (z. B. ihre Kinder) regelmäßig zu desinfizieren – aus Angst, sich mit einem Magen-Darm-Virus anzustecken. Auch Restaurantbesuche werden vermieden, da die hygienischen Verhältnisse vor Ort nicht bekannt sind, geschweige denn eigenmächtig kontrolliert werden können.

Nicht nur die Angst vor der eigenen Übelkeit steht bei der Emetophobie im Vordergrund – auch andere Menschen oder sogar Tiere zu sehen, die sich übergeben, ist mit starker Panik verbunden. Aus diesem Grund werden soziale Kontakte und auch Großveranstaltungen wie z.B. Jahrmärkte, Betriebsfeiern, aber auch Partys, Silvester- oder Karnevalsfeiern bewusst gemieden – zum einen, um nicht auf speiende Betrunkene zu treffen, und zum anderen, um das Risiko einer eventuellen Ansteckung mit einem Magen-Darm-Virus zu minimieren.

Dies ist für viele ebenfalls der Anlass, um öffentliche Verkehrsmittel so wenig wie möglich in Anspruch zu nehmen und nach Möglichkeit mit dem eigenen Auto in den Urlaub zu fahren, anstatt den Flieger zu wählen. Selbst die Wahl des Fernsehprogramms unterliegt der alles bestimmenden Phobie, denn selbst fiktive Bilder einer sich übergebenden Person können die Angst ins Unermessliche triggern.

Besonders schwierig ist die Situation für junge Frauen, die sich aufgrund ihrer Krankheit den Kinderwunsch verwehren. Dies geschieht aus Angst vor einem möglichen Schwangerschaftserbrechen oder auch, weil Kinder sich generell häufiger übergeben als Erwachsene und die Patientinnen Sorge haben, damit nicht zurechtzukommen. In meiner Praxis sitzen nicht selten weinende Mütter vor mir, weil ihnen die Betreuung ihrer Kinder schier unmöglich erscheint.

Ich könnte diese Liste problemlos fortführen. Es sind tatsächlich nur Beispiele, um Ihnen zu veranschaulichen, wie vielfältig sich diese Phobie im Alltag durchsetzt. Wenn Sie selbst betroffen sind oder jemanden in Ihrem näheren Umfeld haben, der unter dieser Krankheit leidet, kommen Ihnen sicherlich einige dieser Punkte bekannt vor.

Theodora, 30 Jahre

Es kommt schleichend und beherrscht Schritt für Schritt dein Leben. Mit vier Jahren habe ich mich das letzte Mal erbrochen. Jetzt bin ich 30 Jahre alt, und das damalige Ereignis hat sich tief in meine Erinnerungen eingebrannt: das Cordon Bleu, das ich zuvor gegessen hatte, die Farbe des Erbrochenen, die beruhigenden Worte meines Vaters, das verschmutzte Handtuch.

Damals habe ich mir geschworen, mich nie wieder zu übergeben. Es hat funktioniert, aber zu welchem Preis?

All meine Gedanken drehen sich darum, wie ich es vermeiden kann, mich übergeben zu müssen. Diese Zwangsgedanken rund um das Thema Übelkeit führen dazu, dass ich im Alltag sehr gestresst bin. Ich überlege mir Taktiken, wie ich jeder „gefährlichen" Situation aus dem Weg gehen kann. Diese ständige Anspannung in Verbindung mit den Zwangsgedanken führt zu einer stetigen latenten Übelkeit, die meine Gedanken und die Anspannung wiederum verstärkt. Ein ewiger Teufelskreis.

Jahrelang ging ich zu verschiedenen Therapeuten und Psychologen. Ich kannte das Wort ‚Emetophobie' zwar nicht, wusste aber, dass meine Ängste, Zwänge, Depressionen und Selbstverletzungen dort ihren Ursprung haben mussten. Ich wurde von Ärzten und Therapeuten häufig belächelt: ‚Jeder muss sich übergeben. Niemand macht das gerne. Sie sind da keine Ausnahme.'

Ich bekam Psychopharmaka verschrieben und verbrachte viel Zeit in Psychiatrien, mit den Diagnosen Borderline Persönlichkeitsstörung, generalisierte Angststörung, Depressionen und Essstörung. Mit 21 Jahren war ich für zwei Jahre arbeitsunfähig, konnte mein Studium nicht fortsetzen und mein Zimmer nicht verlassen. Ich wog nur noch 45 Kilo und hatte alle Hoffnung verloren.

Heute bin ich Erzieherin, verlobt und genieße mein Leben so weit, wie es die letzten Reste der Phobie zulassen. Die Hypnosetherapie hat vieles positiv verändert. Die Worte ‚Erbrechen' und ‚Kotzen' erschüttern mich nicht mehr bis ins Mark, und im Fernsehen kann ich Szenen von Erbrechen häufiger ertragen. Ich lebe wieder gerne und ich bin dankbar, dass ich Martina Effmert kennengelernt habe und mit ihr gemeinsam den Weg meiner Genesung gehen darf.

Warum Emetophobie so unbekannt ist

Diese vielseitigen und vor allem unterschiedlichen Symptome erklären zumindest zum Teil das Nichterkennen der Phobie bzw. die häufigen Fehldiagnosen – wie z. B. Anorexie, Soziale Phobie oder auch Klaustrophobie (mehr dazu ab Seite 44). Diese Fehldiagnosen führen dann schlussendlich zu entsprechend falschen Behandlungen, und das manchmal über Jahre bzw. Jahrzehnte hinweg.

Ein weiterer Grund dafür, weshalb die Emetophobie immer noch so unbekannt ist, könnten zudem die Abrechnungsformen der Ärzte und Therapeuten sein, die nach einem bestimmten Diagnoseschlüssel abrechnen. Es gibt zwei Systeme zur Verschlüsselung von Diagnosen, und in beiden wird die Emetophobie nicht explizit aufgeführt. Dabei würde es positiv zum Bekanntheitsgrad dieser Krankheit beitragen, wenn diese Phobie dort konkret verzeichnet wäre.

Zurzeit ist die Emetophobie in dem *Diagnostic and Statistical Manual of Mental Disorders* (DSM-5), einem Klassifikationssystem, an dem sich Therapeuten für ihre Diagnosen orientieren, im Kapitel der Angststörungen eingeordnet. Die WHO (*World Health Organisation*) gibt ein noch viel größeres und umfassenderes Klassifikationsschema für Krankheiten heraus: die ICD-10 (*International Classification of Disease*). Hier fällt die Emetophobie in das Kapitel der psychischen Störungen, genauer gesagt unter die spezifischen (isolierten) Phobien. Tatsächlich ist die Angst vor dem Erbrechen aber nirgendwo explizit aufgeführt. Aktuell sind dort folgende Phobien notiert: Tiere, Höhen, Dunkelheit, Fliegen, geschlossene Räume, Urinieren oder Defäzieren auf öffentlichen Toiletten, Verzehr bestimmter Speisen, Zahnarztbesuch, Anblick von Blut oder Verletzungen.

Es ist also nicht überraschend, dass nur wenige von der Existenz dieser Krankheit wissen, wenn sie selbst in den offiziellen Werken nur schwer zu finden ist.

Die Heilungschancen

Ist Emetophobie heilbar? Auf diese Frage habe ich eine sehr klare Antwort, und die lautet: „Ja – eine Heilung ist möglich!"

Viele meiner Patienten fragen mich, wie es sich anfühlt, wenn die Krankheit geheilt ist. Im besten Fall ist es so, dass Sie nicht mehr daran denken. Bestimmt hatten Sie schon einmal Kopfschmerzen oder eine Erkältung. Wenn man unter Kopfschmerzen leidet oder eine Erkältung hat, dann ist das sehr nervig und man denkt vielleicht, das geht nie vorbei. Wenn die Erkältung dann doch endlich überstanden ist, dann ist die Erkrankung in der Regel „aus dem Sinn", und man erinnert sich nicht mehr daran, wie sehr man ursprünglich darunter gelitten hat.

Bei der Emetophobie wird es wahrscheinlich nie so sein, dass Sie „Hurra" rufen, wenn Sie an einem Magen-Darm-Infekt erkrankt sind – das tut vermutlich niemand. Dennoch wird das Ganze für Sie generell handhabbarer sein, es wird Sie weniger belasten und Sie nicht mehr aus der Bahn werfen. Mütter können ihre Kinder im Krankheitsfall ohne Angstgefühle betreuen und verspüren auch keine Fluchtgedanken mehr.

Das bedeutet dennoch nicht automatisch, dass Sie nie mehr in Ihrem Leben eine Panikattacke bekommen werden. Aber selbst wenn es zu einer solchen Attacke kommen sollte, dann geht diese erfahrungsgemäß schneller vorbei, ist weniger bedrohlich und Sie werden damit besser umgehen können.

Sie dürfen sich das so vorstellen: Jeder Mensch hat eine individuelle Art, auf Belastungen zu reagieren. Da gibt es die Kopfschmerzpatienten und diejenigen, denen alles auf den Magen schlägt, ebenso wie Menschen, die bei hoher Belastung schlecht schlafen etc. Der Emetophobiker reagiert bei Stress und Belastungssituationen mit einer Angst- oder Panikattacke. Das ist seine „Schwachstelle" – und diese bleibt vorerst auch erst einmal als solche vorhanden.

Aber: Umfang, Bedeutung und Ausmaß der Attacken werden sich verändern. Sollten Sie im Anschluss an Ihre (Selbst-)Therapie eine Attacke erleben, dann ist es wichtig, diese nicht als Rückfall zu bewerten. Verstehen Sie sie stattdessen als Botschaft und sagen Sie sich liebevoll: „Ich habe verstanden. Ich darf mich wieder etwas mehr um mein seelisches Gleichgewicht kümmern." Die Attacke ist zwar nach wie vor unangenehm – aber das Katastrophisieren, das bleibt aus. Manchmal sofort, aber auf jeden Fall mit der Zeit verschwinden auch diese Symptome vollständig.

Für wen dieses Buch ist

Dieses Buch ist hauptsächlich für Betroffene, die darin viel über ihre Erkrankung erfahren und wirkungsvolle Maßnahmen der Selbsthilfe an die Hand bekommen. Natürlich ersetzt dieses Buch keine professionelle Therapie. Dennoch habe ich in der Praxis über die Jahre eine Vielzahl von Übungen entwickelt, vielfach erprobt und in diesem Buch sinnvoll zusammengestellt. Diese Übungen ermöglichen es Ihnen, Ihre Emetophobie im Alltag besser zu bewältigen und sie im besten Fall eigenständig in den Griff zu bekommen.

Außerdem wurde dieses Buch für Eltern, Verwandte, Partner und Freunde von Emetophobikern geschrieben, die sich über die Erkrankung informieren möchten. Ehe und Partnerschaften sind durch die Erkrankung oft sehr belastet und stehen im Laufe der Zeit vor einer schweren Probe, weil sich das Verhalten des Partners verändert – meist in Form von sozialem Rückzug und Veränderungen im Alltag. Ehepartner sind oft verzweifelt, weil sie sich die Verhaltensweisen der Betroffenen weder erklären noch diese nachvollziehen können. Da insgesamt so wenig über diese Krankheit bekannt ist, kommen manchmal Paare zu mir, deren Ehe im Laufe der Zeit so schwer belastet wurde, dass die Scheidung bereits eingereicht war.

All diesen Bezugspersonen – sozusagen den „sekundär Betroffenen“ – soll dieses Buch dabei helfen, die Krankheit als solche zu verstehen, zu akzeptieren und ihren Partner, ihren Freund oder ihr Familienmitglied sinnvoll zu unterstützen.

Insbesondere Eltern junger Kinder oder Jugendlicher soll dieses Buch dazu dienen, diese besondere Lebenssituation mit ihren Kindern zu meistern. Meistens leiden die Eltern und das ganze familiäre Umfeld sehr unter der Erkrankung, weil diese für Außenstehende sehr verwirrend sein kann und die Eltern nie genau wissen, wie sie sich dem Kind gegenüber verhalten sollen. Sollen sie eher streng sein, über die Symptome hinweggucken, oder lieber verständnisvoll reagieren? Wie gehen sie mit dem erweiterten Umfeld, also z. B. der Schule um? Und wie genau passen eigene Gefühle wie Ohnmacht, Wut und Verzweiflung in die Situation?

Außerdem möchte ich interessierte Therapeuten weiter aufklären. In meiner Praxis habe ich mit vielen Patienten zu tun, die mit einer langen Therapieerfahrung zu mir kommen und mit anderen Diagnosen behandelt wurden, weil die Emetophobie nicht erkannt wurde. Das liegt mitunter daran, dass diese Phobie auch unter Therapeuten noch nicht allzu bekannt ist – das möchte ich mit diesem Buch ändern.

Wie dieses Buch Ihnen hilft

Ich habe es mir zur Aufgabe gemacht, Sie über die Krankheit zu informieren und aufzuklären. Die Erkrankung besser zu verstehen und die Anteile an der Entstehung zu erkennen, ist ein wichtiger Schritt hin zur richtigen Behandlung und wirksamen Heilung. Der Ratgeber soll Ihnen eine gute Orientierung über angrenzende und überschneidende Krankheiten geben und die Möglichkeiten der verschiedenen Behandlungsmethoden aufzeigen. Viele praktische Übungen aus meiner Praxis eignen sich auch zur Selbsthilfe, um die Emetophobie Schritt für Schritt – und vor allem langfristig – zu überwinden.

In den einzelnen Kapiteln berichte ich von realen Beispielen aus meiner Praxis. Im zweiten Teil des Buches finden Sie dann kompakt zusammengestellt die Übungen, die Sie selbstständig durchführen können. Wenn Sie die Methoden und Techniken kontinuierlich anwenden, dann werden Sie mittel- und langfristig sehr gute und entlastende Ergebnisse erzielen:

- Die empfundene Angstintensität wird reduziert.
- Die Häufigkeit der Angstattacken nimmt ab.
- Es wird mehr Verständnis für die eigenen Körpervorgänge erlangt.
- Ungünstige Gedankensysteme werden erkannt, entschlüsselt und verändert.
- Gefühle des Ausgeliefertseins werden modifiziert, positiv verändert und neu abgespeichert.
- Das Vertrauen in den Körper und das Gefühl für Ihren Körper verbessert sich.
- Selbstheilungskräfte werden aktiviert.
- Lebensmut, Lebenskraft und Lebensfreude nehmen wieder zu.

Sie können die Übungen ganz einfach zu Hause durchführen und so Ihre Angst und Panik und damit die Emetophobie Schritt für Schritt überwinden. Außerdem finden Eltern Anleitungen für kindgerechte Übungen. Manche davon sind durchaus auch für Erwachsene geeignet. Lesen Sie sich also am besten alle Übungen durch und entscheiden Sie dann, was Ihnen zusagt und womit Sie beginnen möchten.

Test: Leiden Sie unter Emetophobie?

Der folgende Test ersetzt natürlich keine Diagnose eines Arztes oder Heilpraktikers. Er soll Ihnen vielmehr einen ersten Eindruck davon vermitteln, ob Sie oder ein Angehöriger vermutlich an einer Emetophobie erkrankt sind und wie stark die empfundene Belastung und Einschränkung durch die Phobie ist.

Bewertung:
Stimmt: 2 Punkte
Stimmt zum Teil: 1 Punkt
Stimmt nicht: 0 Punkte

- ◯ Ist Ihnen häufig unwohl, übel und schlecht?
- ◯ Haben Sie Angst davor, sich zu übergeben?
- ◯ Haben Sie Angst davor, dass andere sich übergeben: Erwachsene, Kinder oder auch Tiere?
- ◯ Kreisen Ihre Gedanken stets darum, wo, wie und wann Sie sich übergeben könnten?
- ◯ Beeinträchtigt diese Angst Ihr Leben so sehr, dass Sie es nicht mehr als lebenswert empfinden, wenn die Intensität der Angst in diesem Maße weiter besteht?
- ◯ Meiden Sie jegliche Medien, die sich mit diesem Thema beschäftigen? TV, Zeitung, YouTube, Instagram?
- ◯ Sind Sie manchmal von der Angst so gestresst, dass Sie befürchten, den Verstand zu verlieren?
- ◯ Meiden Sie Veranstaltungen, bei denen sich Menschen erbrechen könnten? Jahrmärkte, Partys, Konzerte, Shows?

- ◯ Haben Sie Angst vor einer Magen-Darm-Grippe?
- ◯ Werden Sie bei Magengrummeln, Aufstoßen oder Völlegefühl nervös?
- ◯ Besitzen Sie ein Antibrechmittel und nehmen es immer mit?
- ◯ Vermeiden Sie es, in Restaurants zu essen?
- ◯ Vermeiden Sie es, abgelaufene Lebensmittel zu essen?
- ◯ Meiden Sie Krankenhäuser, um sich nicht anzustecken?
- ◯ Nehmen Sie aufgrund Ihrer Angst vor dem Erbrechen Fehlzeiten auf der Arbeit oder in der Schule/Uni in Kauf?
- ◯ Meiden Sie öffentliche Verkehrsmittel wie Busse, Bahnen und Flugzeuge aufgrund der Angst vor Reiseübelkeit?
- ◯ Meiden Sie Schwangere, weil diese sich häufig übergeben?
- ◯ Haben Sie einen Kinderwunsch, den Sie aufgrund Ihrer Phobie nicht erfüllen wollen?
- ◯ Sagen Sie Verabredungen wegen Übelkeit ab?

Auswertung:

0–14 Punkte: Für Sie ist die Emetophobie kaum ein Problem. Die Angst beeinflusst Sie im täglichen Leben wenig. Dennoch sollten Sie nach Möglichkeiten suchen, damit umzugehen.
15–28 Punkte: Sie leiden mit hoher Wahrscheinlichkeit an einer Emetophobie und werden von der damit einhergehenden Angst stark vereinnahmt. Ihre persönlichen und beruflichen Aktivitäten leiden darunter. Ihre sozialen Kontakte sind eingeschränkt, und Sie befinden sich immer öfter in einer Negativschleife von Unwohlsein – Angst – Stress und der Angst, dass etwas passieren könnte. Jetzt geht es darum, zu lernen, diesen Teufelskreis zu beenden und Ihr Leben wieder in die Hand zu nehmen. Die Übungen in diesem Buch können sehr wertvoll für Sie sein und Ihnen dabei helfen, mit dieser Angst umzugehen.
29–38 Punkte: Für Sie ist die Emetophobie ein zentrales Thema und eine wirkliche Herausforderung. Ihr gesamtes Denken und Handeln wird von der Krankheit besti mmt – bis hin zu Ihrer persönlichen Lebensplanung. Wahrscheinlich haben Sie schon viel ausprobiert, um dieser Phobie zu entkommen, und Sie haben kaum noch Hoffnung, dass sich jemals etwas ändern wird. Die Emetophobie ist zu einem Teil Ihres Lebens geworden und beeinträchtigt Sie so sehr, dass Sie sich unbedingt Hilfe von außen holen sollten. Sprechen Sie mit anderen Menschen über Ihre Probleme und vertrauen Sie sich einem Arzt, Heilpraktiker oder Psychotherapeuten an.

WIE ÄNGSTE UND ANGSTSTÖRUNGEN ENTSTEHEN

Angst gehört zum Leben dazu

Die Emetophobie ist eine Angst und gehört, wie bereits erwähnt, zu den spezifischen Phobien. Aus diesem Grund und zum allgemeinen besseren Verständnis schauen wir uns das Thema Angst jetzt einmal ganz genau an.

Angst gehört zu unserem Leben, sie ist eines unserer urmenschlichsten Gefühle und schützt uns vor Gefahren. Angst erinnert uns daran, vorsichtig zu sein. In der Angst handeln wir unserem Instinkt folgend und können so Gefahrensituationen gut überstehen. So hat Angst also im Grunde genommen einen durchaus positiven Nutzen für uns – sie kann am Ende sogar lebensrettend sein.

Angst macht generell keinen Spaß und ist unerfreulich, aber normalerweise ist sie vollkommen ungefährlich. Wovor wir Menschen uns ängstigen, hat sich im Laufe der Jahrtausende geändert: Zu Zeiten des Neandertalers waren es hauptsächlich große Mammuts oder merkwürdige, ihm unbekannte Geräusche, die ihn in Angst versetzten. Heutzutage machen wir uns um andere Dinge Gedanken und entwickeln andere Ängste; so etwa die Angst vor Umweltkatastrophen, die Angst vor Krieg und Terror und neuerdings die Angst vor Viren wie dem Coronavirus.

Jeder hat schon einmal Bekanntschaft mit dem Thema Angst gemacht. Jeder kennt Ängste aus seiner persönlichen Erfahrung. Und fast jeder kennt die Gefühle der Angst in einer stärkeren oder einer weniger starken Ausprägung. Dazu gehören Symptome wie Herzrasen, Schwitzen, Schwindel- oder Beklemmungsgefühle sowie Zittern, Atemnot oder Übelkeit. Wir ordnen diese Gefühle der Angst zu und können sie in der Regel akzeptieren, wenn sie der Situation angemessen scheinen.

Wenn aus normaler Angst krankhafte Angst wird

Deshalb ist die erste Frage immer, wo eine normale Angstreaktion aufhört und ab wann es sich um eine krankhafte Angst handelt. Sicherlich ist der Übergang schleichend und das macht eine klare Abgrenzung schwierig, denn es ist ein Stück weit uneindeutig, wo genau die „normale" Angst aufhört. Jedoch sollten Sie ärztliche oder therapeutische Hilfe in Anspruch nehmen, wenn:

- Sie über einen längeren Zeitraum mehr als die Hälfte des Tages über Ihre Angst nachdenken oder sich in irgendeiner Form damit beschäftigen;
- die Angst häufig auftritt und besonders lange anhält;

- Sie wegen der Angst Ihr normales Leben einschränken – das kann im Beruf oder zu Hause sein, z. B. in Bezug auf Ihre normalen Gewohnheiten wie Freunde zu treffen oder in den Urlaub zu fahren;
- Sie Ihre Ängste mit Alkohol, Drogen oder Beruhigungsmitteln bekämpfen.

Es kommen viele Gründe zusammen, warum jemand eine Angststörung entwickelt. Das können belastende Ereignisse in der Vergangenheit sein, ebenso wie eine aktuelle schwierige Lebenssituation. Erbliche Faktoren werden ebenfalls als mögliche Ursache angesehen; außerdem können Persönlichkeitsmerkmale und ungünstige Erziehungsstile das Entstehen einer Angststörung beeinflussen. Die einzelnen Komponenten werden wir im Verlauf des Buches genauer analysieren, ein entsprechendes Schaubild finden Sie auf Seite 74.

Typische Angstsymptome

Angst kann sich sehr unterschiedlich äußern und setzt sich aus verschiedenen Symptomen zusammen – die Gesamtheit der Symptome nennt man dann „Syndrom". Die jeweiligen Anteile der Symptome innerhalb eines Syndroms sind unterschiedlich ausgeprägt. Bei manchen stehen die körperlichen Symptome im Vordergrund, bei anderen die Gedanken, die Gefühle oder die Verhaltensweisen.

Die verschiedenen Symptome hängen nicht immer unbedingt miteinander zusammen und beeinflussen sich dennoch gegenseitig. So geht beispielsweise mit der körperlichen Äußerung der Angst in Form von Luftnot oft der Gedanke „Ich drehe durch" einher. Ein typisches Verhalten in diesem Fall wäre dann das Öffnen eines Fensters in der Hoffnung, der Angst und dem damit einhergehenden unangenehmen Körpergefühl zu entkommen. In der folgenden Darstellung sehen Sie Beispiele für die einzelnen Anteile und erkennen so vielleicht auch das Zusammenspiel der einzelnen Symptome.

Herzrasen, Schwitzen, Schwindel, Beklemmungsgefühl, Zittern, Luftnot, Übelkeit, Magenschmerzen, Kloß im Hals, Ohrgeräusche, Unruhe, Rückenschmerzen, kalte Hände, verschwommenes Sehen, Stottern, Schlaflosigkeit

ängstlich, panisch, allein, unsicher, traurig, wütend, verzweifelt, deprimiert, frustriert, wertlos, kraftlos, schamvoll

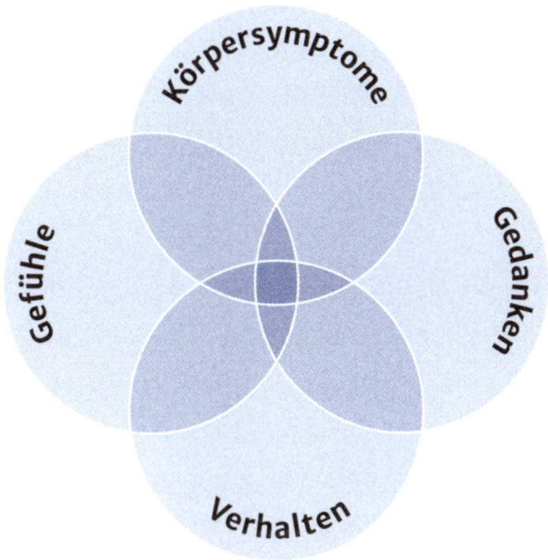

Ich muss mich gleich übergeben, Ich muss hier weg, Ich werde sterben, Ich drehe durch, Ich halte das nicht mehr aus, Ich verliere die Kontrolle, Es hört nie wieder auf, Niemand kann mir helfen, Ich kippe gleich um, Hoffentlich geht es bald vorbei

Vermeidung/Flucht aus der Situation, Ablenkung, Medikamente, regressives Verhalten (bei Kindern), Fenster aufreißen, häufiges Räuspern

Angst besteht in der Regel aus unterschiedlichen Anteilen: Körpersymptome, Gedanken, Gefühle und Verhalten.

Die unterschiedlichen Anteile (Körpersymptome, Gedanken, Gefühle und Verhalten) treten individuell in verschiedenen Gewichtungen und Ausprägungen auf. Bei manchen bestimmen die körperlichen Symptome wie Übelkeit, Beklemmungsgefühle oder Luftnot die Angst. Bei anderen Menschen wiederum spielt sich die Angst überwiegend im Kopf ab. Bei ihnen kreisen die Gedanken unaufhörlich und führen somit immer weiter in die Angst hinein.

Gefühlsbetonte Menschen fühlen sich häufig kraftlos, verzweifelt, deprimiert oder wütend, bei anderen wiederum dominieren die Verhaltensweisen, z. B. bei Kindern, die nicht zur Schule gehen wollen oder abends nicht mehr allein einschlafen können.

In der Regel treten die verschiedenen Anteile selten losgelöst auf, sondern eher in Kombinationen, die sich gegenseitig verstärken. Diese einzelnen Bausteine spielen eine bedeutende Rolle bei der Entstehung der Angst und später bei der Aufrechterhaltung der Krankheit.

Wie sich die Angst vor Übelkeit entwickelt

Sowohl Kinder als auch Erwachsene können von einer Emetophobie betroffen sein. Wenn ich in der Praxis meine Patienten frage, seit wann sie an der Krankheit leiden, erhalte ich oft die Antwort, dass sie seit ihrer Kindheit von dieser Angst betroffen sind. Leider haben damals weder die Eltern noch die Ärzte diese Angst erkannt geschweige denn ernst genommen. Aus diesem Grund schauen wir uns später im Detail an, wie sich diese Angst bei Kindern äußert. Ich möchte Ihnen als Angehörigen eines Betroffenen damit die Möglichkeit geben, die Symptome schneller zu entschlüsseln.

Emetophobie bei Erwachsenen

Entsteht die Krankheit erst im Erwachsenenalter, dann kann der Beginn häufig mit einer besonderen Belastungssituation in Verbindung gebracht werden. Das kann zum Beispiel eine Abschlussprüfung oder eine wichtige Klausur im Studium sein, ebenso wie eine Trennung, eine Schwangerschaft oder der Verlust eines Menschen. Die Emetophobie beginnt dann individuell verschieden, ich habe in der Praxis jedoch überwiegend zwei Entstehungsabläufe beobachten können:

1. Da gibt es die eine Gruppe, die wie aus dem Nichts plötzlich eine Panikattacke erlebt. Der Betroffene hat vielleicht vorab ein üppiges Mahl zu sich genommen und im Anschluss ein Unwohlsein verspürt. Wurde dann schulmedizinisch alles abgeklärt, dann bleibt der Betroffene zunächst mit einem Fragezeichen zurück.

Zu dieser Panik, die gegebenenfalls unterschwellig über einen längeren Zeitraum weiter schwelt, kommen dann je nach dem individuell überwiegenden Anteil des Betroffenen weitere Symptome hinzu. Dies können sowohl körperliche Symptome sein als auch Gedankenmuster oder bestimmte Verhaltensweisen. Diese Anteile stabilisieren dann die Angst und die Erkrankung entwickelt sich ungut weiter.

2. Die andere Patientengruppe reagiert auf die bereits erwähnte Belastungssituation mit Übelkeit oder Bauchschmerzen. Das wird am Anfang der Erkrankung den belastenden Umständen zugeschrieben. Häufig entwickelt sich daraus eine chronische Übelkeit, und die Suche nach der körperlichen Ursache beginnt. Wenn auf der körperlichen Ebene keine Ursachen gefunden werden können, die Übelkeit aber weiter bestehen bleibt, dann befeuern auch hier wieder die individuell ausgeprägten Anteile der typischen Angstsymptome (Gedanken, Gefühle, Verhalten, Körpersymptome) das Geschehen. Die Angst nimmt schleichend ihren Lauf und weitet sich Schritt für Schritt aus.

Emetophobie bei Kindern

Kinder reagieren zu Beginn einer Emetophobie häufig mit bekannten Symptomen wie Bauchweh, Schluckbeschwerden oder einem Kloß im Hals. Das wird von Bezugspersonen wie Eltern, Erziehern oder Lehrern häufig eher wenig beachtet und selten in einen übergeordneten Zusammenhang gebracht. Treten diese Symptome häufiger auf, dann werden diese kinderärztlich abgeklärt – meistens ohne Befund. Die Symptome geraten dann häufig in den Hintergrund – vielleicht sogar in Vergessenheit.

Nach einem erneuten Erleben von Erbrechen, z.B. nach einem Magen-Darm-Infekt, wird die Angst oft schleichend präsenter. Die betroffenen Kinder machen sich Gedanken, ob ihnen übel ist, vermeiden bestimmte Nahrungsmittel und essen insgesamt weniger. Erst wenn sich im weiteren Verlauf der Krankheitsentwicklung massiver Gewichtsverlust oder andere beängstigende Symptome zeigen (Schlaflosigkeit, sehr lang anhaltendes, starkes Zittern, Weinen bis hin zur puren Verzweiflung oder die Aussage, „nicht mehr Leben zu wollen"), erinnert man sich als Eltern häufig an den Beginn der Krankheit und an die allerersten Symptome.

Die Kinder verhalten sich im Verlauf der Krankheit oft nicht ihrem Alter entsprechend, sondern eher regressiv: Selbstständigkeiten, die sie bereits erlangt hatten, werden häufig wieder aufgegeben. Das Vertrauen in die eigenen Fähigkeiten und Bewältigungsstrategien sinkt, die Kinder werden zunehmend unsicher. So wird z. B. der Schulweg, der bisher problemlos allein bewältigt wurde, zur großen Herausforderung. Besuche bei Freunden sind oftmals nur in Begleitung möglich. An Emetophobie erkrankte Kinder und Jugendliche schlafen auch häufig wieder im Elternbett. Das führt dann dazu, dass Väter aus dem gemeinsamen Ehebett ausziehen und so – vorerst vorübergehend und dann fast dauerhaft – Platz machen für ihre Kinder.

Bisher stabile Familienabläufe ändern sich, alles dreht sich mehr und mehr um das Kind bzw. um die Phobie. Bei betroffenen Kindern wird auch Körperkontakt wieder wichtiger. In meiner Praxis sehe ich immer wieder auch ältere Kinder auf dem Schoß der Eltern sitzen. Bei Kindern unter zehn Jahren habe ich häufig als Sitzhaltung die Embryonalhaltung beobachten können. Die Problematik verstärkt sich exponentiell mit der beginnenden Pubertät.

Der Emetophobiker leidet an einer Vielzahl körperlicher Symptome. Und um es hier noch einmal deutlich zu sagen: Er bildet sich diese Symptome nicht ein. Sie sind ein Resultat der Angst und der Vorgänge, die im Körper durch die Angst ausgelöst werden.

Marlene, 38 Jahre

Alles begann mit der Geburt unserer Töchter. Meine Angst war wieder da. Allein hatte ich mich im Griff – ich konnte schwierige Situationen ja immer vermeiden, wenn es nötig war. Aber mit eigenen Kindern? Da kann man ja schlecht einfach alles stehen und liegen lassen. Und so baute ich mir ein Leben voller Ausreden und Vermeidungen auf – dennoch immer verbunden mit heftigen Ängsten, wenn im Kindergarten oder in der Schule ein Magen-Darm-Virus herumging. Denn man kann ja die Kinder nicht einfach zu Hause lassen.

Leider fing unsere jüngere Tochter mit Schulbeginn an, ebenfalls eine Angst gegen Magen-Darm-Grippe zu entwickeln. Erst nur dann, wenn Freunde oder Bekannte krank waren, nach einiger Zeit kamen die Panikattacken aber auch scheinbar grundlos jeden Abend. Das war der Punkt, an dem wir uns gesagt haben, dass wir Hilfe brauchen. Ich wollte auf keinen Fall, dass die Angst unsere Tochter ein Leben lang begleitet.

Auffällig ist, dass nicht nur unsere Tochter und ich diese Angst haben, sondern auch meine jüngere Schwester und meine Tante. Mein Bruder hat auch Ängste; allerdings wissen wir nicht, worauf diese begründet sind. Er spricht nicht darüber und meint auch, dass er keine Hilfe benötige. Von meinen Eltern weiß ich, dass auch meine Cousine Ängste hat und nicht allein wohnen kann.

Mittlerweile gehen wir davon aus, dass die Ängste eventuell sogar vererbt wurden. Sie sind ein Teil unserer Familie geworden. Wir hoffen, dass mit der Hypnosetherapie eine sorgenfreiere Zukunft vor uns liegt. Und wer weiß, vielleicht können wir den Rest der Familie auch noch von der Therapie überzeugen!

Die Verursacher: das vegetative Nervensystem

Das vegetative Nervensystem steuert viele lebensnotwendige Körperfunktionen. Dazu gehören unsere Atmung, die Verdauung und auch der Stoffwechsel. Das vegetative Nervensystem sorgt gemeinsam mit unserem Hormonsystem dafür, dass alle Organe gut funktionieren. Es steuert die Bereiche, die wir mit unserem Willen nicht direkt beeinflussen können, beispielsweise unseren Blutdruck, den Speichelfluss und ob sich die Adern weiten oder verengen. Das System besteht aus zwei Bereichen: dem Sympathikus und dem Parasympathikus. Das sind zwei Antagonisten, d.h. sie wirken in entgegengesetzter Weise auf den Köper ein.

Das läuft alles ganz automatisch und – solange es gut funktioniert – vollkommen unbemerkt ab. So schickt das vegetative Nervensystem beispielsweise am frühen Morgen das Signal, den Blutdruck zu erhöhen, damit uns nicht schwindelig wird, wenn wir aus dem Bett aufstehen. Oder wenn uns durch Anstrengung warm wird, dann aktiviert das System die Schweißbildung, um unseren Körper abzukühlen.

Der Sympathikus ist ein starker Motor, der uns auf Touren bringt. Er sorgt dafür, dass der Köper sich auf Höchstleistung einstellt. Das Herz schlägt schneller, die Atmung wird beschleunigt und die Verdauung wird gehemmt. Ganz gleich, ob im Beruf, beim Sport oder in einer Stresssituation.

Der Parasympathikus auf der anderen Seite kümmert sich um Körperfunktionen wie Herzschlag, Atmung und Verdauung in einer Entspannungs- oder Ruhephase. Er dient der Regeneration und dem Aufbau von Kraftreserven.

Ein kleines Beispiel

Vielleicht haben Sie schon einmal in einem Wartezimmer beim Arzt die wartenden Menschen beobachtet. Beide Gruppen sind dort vertreten und gut voneinander zu unterscheiden. Menschen im Stressmodus, d.h. in einer Sympathikusaktivierung, fällt das ruhige Warten und stille Sitzen häufig körperlich sehr schwer. Sie sitzen dann angespannt auf der Stuhlkante – jederzeit bereit, aufzuspringen. Sie blättern nervös in Zeitschriften, stehen auf, wühlen in ihrer Tasche, nehmen das Handy heraus, stecken es wieder ein ... Sie sind insgesamt sehr unruhig.

Sind wir im Stress, dann dominiert der Sympathikus unsere Körperfunktionen. In der heutigen, hektischen Zeit ist der Sympathikus vieler Menschen daueraktiv, das heißt in Anspannung. Diese Anspannung und Aktivierung programmiert den Organismus auf ein mögliches Fluchtverhalten.

Im Wartezimmer können Sie aber auch eine andere Gruppe beobachten. Da gibt es diejenigen, die in Ruhe eine Zeitung oder ein Buch lesen und einfach nur warten, bis sie an der Reihe sind. Bei dieser Gruppe ist der Parasympathikus aktiviert, was im Körper für Ruhe und Entspannung sorgt.

Dafür zum überwiegenden Teil verantwortlich ist der Vagusnerv. *Vagus* kommt aus dem Lateinischen und heißt „der Umherschweifende“. Er ist der längste unser zwölf Gehirnnerven und verläuft vom Gehirn durch den Hals und über den Brustkorb hin zu Herz, Lunge, Magen, Bauchspeicheldrüse, Darm usw. Er ist an der Regulation aller inneren Organe beteiligt und steuert Prozesse wie Atmung, Herzfrequenz, Ausschüttung von Verdauungssäften und vieles mehr. Der Vagusnerv kann stark oder schwach ausgeprägt sein.

Angstpatienten – und damit auch Emetophobiker – haben in der Regel einen überaktivierten Sympathikus und im Umkehrschluss ein eher schwaches Parasympathikussystem. In der folgenden Tabelle sehen Sie noch einmal auf einen Blick die entsprechenden Reaktionen und Symptome, je nachdem, ob der Sympathikus oder der Parasympathikus aktiviert ist.

Organ	Sympathikus aktiviert 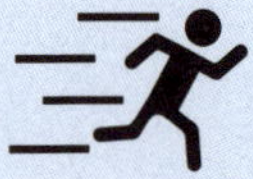	Parasympathikus aktiviert 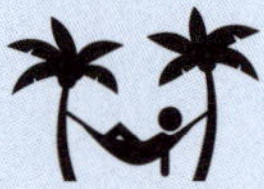
Herz	Schnelle, erhöhte Herzfrequenz, Herzklopfen, Herzrasen	Verlangsamte Herzfrequenz
Lunge	Erweiterung der Bronchien, Verminderung von Schleimbildung	Entspannung der Bronchien und vermehrte Bronchialschleimbildung
Magen-Darm-Trakt	Magen- und Darmbewegungen werden vermindert, Magen- und Darmsäfte reduziert	Vermehrte Magen- und Darmbewegungen, vermehrte Sekretion von Magen- und Darmsäften, Anregung der Verdauung
Speicheldrüsen	Verminderung der Sekretion, weniger und zäher Speichel	Aktivierung der Sekretion, viel und dünnflüssiger Speichel
Bauchspeicheldrüse	Verminderte Produktion von Verdauungssäften	Die Produktion von Verdauungssäften wird aktiviert
Auge	Die Pupillen sind geweitet	Verengung der Pupillen
Haut	Blutgefäße verengen sich, erhöhte Schweißbildung, Aufstellen der Körperhaare	Keine Wirkung
Psychosoziale Charakteristiken	Tunnelblick, flacher Atem, kaum Selbstwahrnehmung, Gefühl, „alles fest im Griff“ zu haben, das Ziel klar und deutlich vor Augen, Störungen werden nicht toleriert	Rundumblick, Muskelentspannung, gute Selbstwahrnehmung, Bauchatmung, langes Ausatmen, Neugierde, Lust, Interesse an Details

Die körperliche Kettenreaktion setzt sich in Gang

Wie im folgenden Schaubild dargestellt, haben wir die beiden Gegenspieler in uns: den Sympathikus und den Parasympathikus. In der Angst- bzw. Stresssituation steuert – wie bereits erwähnt – der Sympathikus das Geschehen.

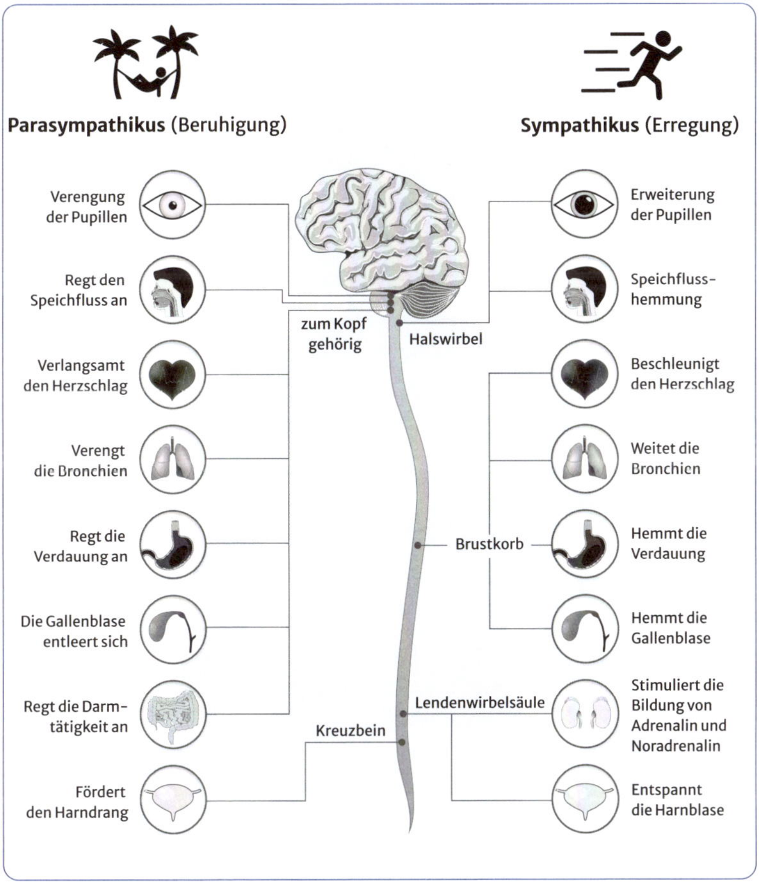

Unser Stresssystem

Im Zusammenhang mit einer Angsterkrankung wie der Emetophobie interessieren uns vor allem die Vorgänge im Körper, die sich bei einer Überaktivierung des Sympathikus abspielen. Dieser arbeitet in einer stressauslösenden Situation im Wechselspiel mit zahlreichen Hormonen. Was genau dabei im Körper passiert, schauen wir uns nun etwas genauer an.

Adrenalin, Noradrenalin, Kortisol und Co

Startpunkt der Angstreaktion sind biochemische Prozesse und die Ausschüttung von Hormonen aus den Nebennieren. Das geschieht automatisch und ist evolutionsbedingt in unserem Körper vorprogrammiert.

Im Falle von (realer oder empfundener) akuter Gefahr kennt unser Körper nur zwei Reaktionen: Angriff oder Flucht. Auf beide muss sich der Körper innerhalb von Millisekunden einstellen – viel schneller, als unser Bewusstsein nachdenken kann. Das alles geschieht im Hintergrund, vollautomatisch. Im Gehirn gibt es für diese extrem schnellen Reaktionen eine kleine Schaltzentrale – die Amygdala, auch Mandelkern genannt. Sie ist sozusagen unsere innere Alarmanlage.

Innerhalb kürzester Zeit werden so Situationen bewertet, Gefahren eingeschätzt und entsprechende Reaktionen eingeleitet. Wenn z. B. der viel zitierte gefährliche Säbelzahntiger vor zigtausend Jahren am Horizont auftauchte, wäre es fatal und möglicherweise tödlich gewesen, erst einmal zu überlegen: „Ist es ein gefährlicher Säbelzahntiger oder eine freundliche Antilope, mit der ich spielen kann?“

Mit der Bewertung durch die Amygdala startet dann auch die Angstkaskade. Der Körper schaltet in Millisekunden in den *Fight-or-Flight-Modus*. Die chemischen Botenstoffe des vegetativen Nervensystems, die in diesem Prozess von der Nebenniere ausgeschüttet werden, sind Adrenalin und Noradrenalin. In geringem Maße werden zudem Glukokortikoide wie z. B. Kortisol, das auf den Fett- und Kohlenhydratstoffwechsel wirkt, in den Blutkreislauf ausgeschwemmt.

Diese Nervenbotenstoffe (Neurotransmitter) lösen dann Prozesse aus, die den Körper in Sekundenschnelle in eine extrem hohe Leistungsbereitschaft versetzen. In Folge der Hormonausschüttung schnellt der Herzschlag von 70 Schlägen auf 180 bis 200 Schläge in der Minute hoch. Außerdem werden gespeicherte Energien wie Fett und Glykogen aktiviert und mobilisiert. Der Blutdruck steigt und Glukose wird freigesetzt. Das alles führt zu einer verstärkten Durchblutung der Muskulatur. Die Muskelzellen können mehr Glukose aufnehmen und haben so ausreichend Energie für den bevorstehenden Angriff bzw. die Flucht zur Verfügung.

Die Blutverteilung verändert sich

Die typischen körperlichen Beschwerden einer Emetophobie entstehen hauptsächlich durch die Umverteilung des Blutes im Körper.

Die Hormone sorgen dafür, dass unser Herz schneller schlägt, damit mehr Blut in die Muskeln gepumpt werden kann. Starke Muskeln, um uns zu verteidigen oder wegzulaufen. Damit die Muskeln gut arbeiten können, benötigen sie Sauerstoff, weshalb wir schneller atmen.

Durch die Hormonausschüttung steigt in der Vorbereitung auf die Flucht oder den Angriff zudem die Körpertemperatur an. Unsere körpereigene Klimaanlage kühlt den Körper daraufhin wieder herunter und bildet Schweiß, um nicht zu überhitzen. Vielleicht ist Ihnen schon einmal aufgefallen, dass Ihr sogenannter Angstschweiß kalt ist. Umgangssprachlich heißt es auch „Ihm stand der kalte Schweiß auf der Stirn“.

Die Muskeln zittern vor Anspannung, sämtliche Muskelfasern sind in Alarmstellung – bereit für den Angriff oder die Flucht. Das Blut wird zur Sauerstoffversorgung und Energiebereitstellung vom Kopf herunter in die Muskeln gepresst. Die dadurch entstehende Blutleere im Kopf führt bei Betroffenen von Prüfungsängsten in Prüfungssituation beispielsweise zum allseits bekannten Blackout. Die gelernten Inhalte sind nicht mehr abrufbar – und das liegt tatsächlich an der Blutumverteilung im Körper als Reaktion auf die Angst.

Die verstärkte Durchblutung der Muskeln bedeutet, dass andere Organsysteme weniger gut durchblutet werden. Dies wiederum führt zu den typischen Symptomen, die den Emetophobiker zusätzlich in Panik versetzen – der Beginn eines Teufelskreises.

Auch die Funktion der Verdauungsorgane wird heruntergeschraubt, um mehr Blut und Sauerstoff in die Muskeln pumpen zu können. Die Magen-Darm-Tätigkeit wird kurzfristig fast vollständig außer Betrieb gesetzt. Die Erklärung dafür ist simpel: Wenn man auf der Flucht ist, dann bleibt keine Zeit, um zur Toilette zu gehen, weder für das kleine und erst recht nicht für das große Geschäft.

Und so ist die Volkskrankheit der Darmträgheit und Verstopfung eine eher stressbedingte Reaktion, die vom Sympathikus ausgelöst wird. In einer starken emotionalen Erregung kann es aber durch die Überreaktion des Sympathikus auch zu genau entgegengesetzten Körperreaktionen kommen. Dann stellt sich Durchfall ein – im Volksmund auch „Angstschiss" genannt.

Bedingt durch die verminderte Blutversorgung im Verdauungstrakt und die daraus entstehende Appetitlosigkeit ist auch der Speichelfluss vermindert. Das führt zum unangenehmen Gefühl des „trockenen Mundes". Zusätzlich verkrampft sich in der Angst der obere Bereich der Speiseröhre, was häufig als „Kloß im Hals" wahrgenommen wird. Zur Entspannung der Speiseröhrenmuskulatur hilft es, einen Schluck Wasser zu trinken. Das einfache Schlucken reicht hier nicht aus.

Manche berichten auch von unscharfem Sehen oder Pünktchen bzw. bunten Kreisen vor den Augen. Das kommt daher, dass unsere Pupille sich in einer Angstsituation weit öffnet. Wenn wir auf das Beispiel mit dem Säbelzahntiger zurückkommen, dann sollte diese Körperreaktion dafür sorgen, dass wir bei Dunkelheit besser sehen können, weil mehr Licht durch die Pupille ins Auge fällt und das Sehfeld dadurch vergrößert wird. Bessere Sicht bedeutete einen besseren Schutz vor möglichen Angreifern.

Die für den Emetophobiker typischen Beschwerden sind also maßgeblich auf die Blutumverteilung zurückzuführen. All das wird durch die Ausschüttung der Hormone in Gang gesetzt und geschieht innerhalb von Sekundenbruchteilen. Die Blutumverteilung führt z. B. zu Beschwerden wie:

- Unwohlsein
- Appetitlosigkeit
- Übelkeit
- Völlegefühl
- Magenschmerzen
- Aufstoßen
- Sodbrennen
- Durchfall
- Verstopfung

Wenn die Bedrohung als so groß eingestuft wird, dass gar nichts mehr geht und keine Flucht mehr möglich ist, dann sorgen der Stress und die Angst dafür, dass der Betroffene ohnmächtig wird. Im Beispiel vom Säbelzahntiger bedeutet dieses Umkippen, sich tot zu stellen und damit als Beute für das Raubtier uninteressant zu werden.

Die körperlichen Symptome der Angst sind also erst einmal gesund und richtig. Sie schützen uns vor unmittelbaren Gefahren und geben uns die Kraft und die Energie, die wir in dieser Situation zum Angriff oder zur Flucht benötigen. So weit, so gut.

Mehr zu Emetophobie erfahren Sie in meiner Podcastfolge **„Die Sache mit der Emetophobie“**.

Die Angst ist im Gehirn programmiert

Schwierig wird es erst, wenn Sie in diesen Angst- und Fluchtmodus verfallen, ohne dass es eine Situation gibt, die tatsächlich bedrohlich ist. Wie ist es also zu erklären, dass es Menschen gibt, die in Angst und Panik geraten, wenn sie mit einem Aufzug fahren sollen oder eine Spinne sehen? Auf welche Gefahr bereitet sich der Körper vor, wenn Sie Angst davor haben, sich zu übergeben? Welches gefährliche Ereignis rechtfertigt diese Angst? Viele Betroffene wissen, dass ihre Angst logisch betrachtet unsinnig ist und schämen sich sogar häufig dafür. Trotzdem kann man sie nicht einfach abstellen.

Wie kommt es dazu?

Wir wissen bereits, dass Angst normalerweise von einer echten, unmittelbaren Gefahr (dem Säbelzahntiger) ausgeht. Und wir wissen auch, dass ein Fahrstuhl, eine kleine Spinne oder Ähnliches keine tatsächlichen Gefahren darstellen. Würden wir also die vermeintliche Gefahrensituation rational bewerten, dann wäre für ein Angstgefühl tatsächlich kein Platz.

Angst, Panik und die damit zusammenhängenden körperlichen Reaktionen werden allerdings vom Unterbewusstsein gesteuert. Sie nehmen also bewusst oder unbewusst Reize aus der Umgebung mit all Ihren Sinnen wahr, und Ihr Unterbewusstsein bringt ganz automatisch einen oder mehrere dieser Reize mit Gefahr in Verbindung – ohne dass Sie in der Situation selbst aktiv etwas dagegen tun können.

Auch Reize, die lange Zeit neutral oder positiv wahrgenommen wurden, können durch Lernprozesse, die durch verborgene Trigger immer wieder aktiviert werden, irgendwann mit Gefahr assoziiert werden und später ebenfalls Angst auslösen. Diese Verknüpfung mit unseren Sinnesorganen geschieht unbewusst. Es sind Verknüpfungen mit Bildern, mit Geräuschen, Gerüchen oder Gefühlen, die im Unterbewusstsein abgelegt werden. Was folgt, sind die Ihnen bereits bekannten Angstsymptome, die nichts anderes tun, als den Körper auf eine drohende, unmittelbare Gefahr vorzubereiten – auch wenn diese in vielen Fällen gar nicht so real ist, wie sie uns erscheint.

Ein Teil der Lösung: das Gehirn wieder umprogrammieren

Sie als Betroffener wissen höchstwahrscheinlich in den meisten Fällen, dass Ihre Angst vor dem Erbrechen – rational betrachtet – unbegründet ist. Wieso kommt es trotzdem zu dieser Angst und was können Sie dagegen tun?

Wenn Sie Angstsymptome erleben, greift das Unterbewusstsein auf abgelegte, gespeicherte Eindrücke und Erinnerungen zurück. Manche dieser Erinnerungen sind Ihnen vielleicht bewusst, andere längst verdrängt und tief im Unterbewusstsein verborgen. Diese Erinnerungen liegen wie schlechte Filme auf einer Festplatte. Sie laufen im Hintergrund im Unterbewusstsein ab und steuern so das eigene Erleben und damit die Angst.

Sie können sich Ihr Unterbewusstsein wie eine große Bibliothek vorstellen, mit vielen Regalen, Schubladen und Büchern, in denen bereits Erlebtes aufgeschrieben und aufbewahrt wird. Wenn sich in Ihrer Wahrnehmung eine Gefahr anbahnt, dann öffnet Ihr Gehirn automatisch die Bücher in der Abteilung „Angst und Panik“. Sie erleben dann all die Symptome, die wir oben bereits aufgeführt haben.

Diese Symptome gehören allerdings in ein altes Buch, in einen alten Film und haben mit der heutigen Situation im Grunde genommen nichts zu tun. Der alte Film, der unterbewusst abläuft, oder das alte Buch, das vorgelesen wird, handelt automatisch auf Grundlage von vergangenen Erlebnissen – meistens aus der Kindheit. Und die früher erlebte Hilflosigkeit in Gefahrensituationen wird entsprechend ins Heute übertragen.

Im Falle einer echten, realen Bedrohung wäre es überlebenswichtig, dass Ihr Gehirn den Körper sofort und schnell auf Angriff oder Flucht vorbereitet. Da in den meisten Fällen aber kein Säbelzahntiger vor unserer Tür steht, sind die vom Unterbewusstsein verinnerlichten und automatisch ablaufenden Panikreaktionen in den meisten Fällen eher hinderlich als vorteilhaft.

Um diese Ängste in den Griff zu bekommen, müssen wir gegenüber unserem Unterbewusstsein wirklich gute Überzeugungsarbeit leisten. Ein bloßes „Ich brauche keine Angst zu haben" hat Ihnen bisher vermutlich nicht geholfen und wird Ihnen auch in Zukunft nicht weiterhelfen. Sie müssen sich mit dem Ursprung Ihrer Angst beschäftigen, das auslösende Ereignis in Ihrem Unterbewusstsein finden, es noch einmal erleben und dann bewusst loslassen oder umformen, sodass die Erinnerung keine Panikattacke mehr auslöst.

Besonders interessant ist hierbei, dass die abgespeicherten Erlebnisse gar nicht unbedingt direkt mit der tatsächlichen Angst in Verbindung stehen müssen. Hierzu ein Beispiel aus der Praxis:

Laura, 36 Jahre

Vor einigen Jahren kam eine junge Frau in meine Praxis. Obwohl sie nicht muslimisch gläubig war, trug sie eine Ganzkörper-Burka. Sie schaute sich zuerst überall in der Praxis um, und zwar in jede Ecke und hinter jeden Schrank. Erst als Laura alles ganz genau angeschaut hatte, legte sie ihre Burka ab.

Sie erklärte mir, dass sie panische Angst vor Wespen habe und dass sie deshalb erst einmal die Praxis und alle Winkel und Ecken kontrollieren müsse. Auf die Frage, was genau sie zu mir führe, erklärte Laura mir, dass sie eigentlich mit ihrer Phobie sehr gut umgehen könne, jedoch würde eine Freundin aus ihrer Kindergartenzeit in diesem Sommer heiraten und sie hätten sich vor Jahren versprochen, die Trauzeugin für die jeweils andere zu sein.

Die Freundin habe sie nun allerdings mehr oder weniger ausgeladen, weil sie auf ihren Hochzeitsbildern keine Trauzeugin mit diesem Outfit haben wolle. Ohne diese Ganzkörperumhüllung könne Laura aber nicht auf die Straße gehen, und schon gar nicht an einer Trauzeremonie unter freiem Himmel teilnehmen. Allein der Gedanke daran löste bei Laura Panik aus.

Laura war verzweifelt. Sie hatte diese Phobie seit mehr als 15 Jahren. Sie hatte eine langjährige Verhaltenstherapie hinter sich und kam irgendwie nicht weiter. Allein ein Besuch beim Bäcker, um ein Brot zu kaufen – etwas, das eigentlich ganz alltäglich ist – war für Laura vollkommen unmöglich, waren doch bei schönem Wetter manchmal nur wenige, aber oftmals auch unzählige Wespen und Bienen auf den süßen Hefeteilchen zu sehen.

Ich habe ihr in Ruhe meine Vorgehensweise beschrieben, und sie stimmte einer auflösenden Hypnose zu (mehr zum detaillierten Ablauf einer Hypnosesitzung finden Sie im Kapitel „Die Hypnosesitzung"). Ich stellte Laura im nächsten Schritt Fragen und gab dem Unterbewusstsein den Auftrag, Laura zu dem Ereignis zu führen, das die Phobie auslöste. Laura erzählte dann in Trance von einem Erlebnis im Schwimmbad im Alter von acht Jahren, bei dem sie keine Luft mehr bekam und panische Angst hatte, zu ertrinken. Diese Panik war in ihrem Unterbewusstsein abgespeichert und wurde aktiviert, sobald sie eine Wespe sah.

Wir haben diesem schlechten Film im Laufe der Hypnose ein neues Happy End gegeben und es tief und fest in ihrem Unterbewusstsein verankert. Laura war verwundert, dass das auslösende Ereignis gar nicht direkt etwas mit einer Wespe zu tun gehabt hatte. Einige Zeit später kam sie zu einem weiteren Termin und erzählte stolz, dass die Wespenphobie verschwunden war. Später erhielt ich zudem ein Foto von der Trauung – mit einer überglücklichen Trauzeugin in einem schicken Kleid.

Fazit: Angst entsteht im Kopf. Der Ursprung ist ein Erlebnis oder ein Gedanke, eine Bewertung und in der Folge eine negative Konditionierung. Und das bedeutet: Sie selbst haben alle Möglichkeiten, der Angst bewusst auf den Grund zu gehen und den mit ihr einhergehenden Symptomen entgegenzuwirken.

WAS IST EMETOPHOBIE – UND WAS NICHT?

Vielfach wird die Emetophobie nicht erkannt oder mit einer anderen Störung verwechselt, was dann zu einer – manchmal langjährigen – Fehlbehandlung führen kann. Weil die Emetophobie so vielfältige Ausprägungen zeigt und Betroffene oft lange Zeit mit anderen Diagnosen behandelt werden, möchte ich Ihnen in diesem Kapitel einen Überblick über verschiedene andere Phobien, Ängste und Zwänge geben, die häufig mit der Emetophobie verwechselt werden oder gemeinsam mit dieser spezifischen Phobie auftreten können.

Das letztere Phänomen lässt sich exemplarisch an einem ganz anderen Beispiel verdeutlichen: Wenn jemand eine stark juckende Haut hat und deswegen zum Arzt geht, dann kann das Hautjucken ganz unterschiedliche Ursachen haben. Neben vielen anderen Diagnosen kann es sich z. B. um Parasiten wie Flöhe oder Läuse handeln, die sich von menschlichem Blut ernähren. Läuse sind flügellose, flache

Insekten und meistens findet man sie auf dem Kopf – sogenannte Kopfläuse. Sie bewegen sich träge und langsam. Flöhe hingegen sind in der Regel Haustierparasiten, stechen mit ihrem Rüssel gerne an unbehaarten Körperteilen zu und sind vor allem für ihre große Sprungkraft berühmt. Das Ergebnis bei beiden ist gleich: Es juckt wie verrückt.

Für die Behandlung ist es nun wichtig zu unterscheiden, ob Flöhe oder Läuse der Ursprung des Unwohlseins sind. Warum ist das so wichtig? Weil die jeweilige Behandlung vollkommen unterschiedlich verläuft. Erst wenn die Ursache klar ist, kann der Arzt oder Therapeut den richtigen Behandlungsvorschlag unterbreiten. Es kann nun aber selbstverständlich ebenfalls sein, dass der Patient Flöhe *und* Läuse hat. Nur eines von beidem zu behandeln würde in diesem Fall nicht helfen. Deshalb ist es – auch bei der Emetophobie – so wichtig, alle Faktoren und Symptome miteinzubeziehen, eventuelle Begleiterkrankungen zu erkennen und beides zu behandeln, wenn es notwendig ist.

Wie schon beschrieben: Die Emetophobie wir oft nicht oder erst sehr spät diagnostiziert, weil die Ausprägungen und Erscheinungsformen so vielfältig sind. Es stellen sich Krankheitsmerkmale anderer Krankheiten in den Vordergrund oder bilden eine ungute Koexistenz mit der Grunderkrankung. Im Folgenden gebe ich Ihnen deshalb einen Überblick über die Erkrankungen, mit denen eine Emetophobie am häufigsten verwechselt wird.

Anorexie – die Magersucht

Seit einigen Jahren behandle ich zunehmend Kinder und junge Erwachsene. Diese kommen häufig nach einer diagnostizierten Anorexie zu mir in die Praxis. Sie wurden mit ihrer Angst vor dem Erbrechen von bisherigen Therapeuten und Ärzten nicht ernst genommen und fühlen sich unverstanden. Das ist vermutlich einer der Gründe, weshalb die bisherige Behandlung nicht anschlägt.

Wieso ist das so?
Die Angst davor, sich zu übergeben, führt häufig dazu, dass die Betroffenen weniger essen. So kann auch die Emetophobie zu wirklich massiven und gravierenden Gewichtsverlusten führen. Auf den ersten Blick sieht es vielleicht nach einer Magersucht aus, tatsächlich aber ist eine Angst der Grund für die Gewichtsabnahme.

Betroffene möchten gerne essen, aber die Angst davor, sich zu übergeben, ist größer als jedes Hungergefühl. Häufig wird das Gefühl von Hunger mit einem aufkommenden Gefühl von Übelkeit verwechselt – so lange, bis ihnen dann tatsächlich „schlecht vor Hunger" ist. Gerade Kinder und Jugendliche können diese Angst häufig nicht beschreiben und artikulieren. Wenn sie es doch können, dann werden sie mit ihren Ausführungen zu ihren Angstsymptomen nicht ernst genommen.

Aus Sicht der Emetophobiker ist es logisch, dass die Wahrscheinlichkeit, sich zu übergeben, abnimmt, wenn sie weniger essen oder nichts im Magen haben. Dieses Denken ist so bestimmend, dass es zu wirklich behandlungsbedürftigem Untergewicht kommen kann.

Henrik, 18 Jahre

Als ich 13 Jahre alt war, hatte ich einen Infekt. Ich lag im Bett, wachte auf und spürte plötzlich etwas im Hals. Ich versuchte krampfhaft zu schlucken, weil ich nicht wusste, was es war. Schlussendlich bekam ich große Angst und musste mich übergeben. Ich habe dieses Erlebnis mit dem Apfelsaft in Verbindung gebracht, den ich zuvor getrunken hatte.

Damit fingen die Fehlverknüpfungen bezüglich des Erbrechens in Verbindung mit Nahrungsmitteln an. Ich habe immer weniger gegessen und dadurch auch nicht mehr zugenommen. Daraufhin hat sich die Angst vor Lebensmitteln und das zwanghafte Kontrollieren auf Haltbarkeit, Aussehen, Geruch etc. verstärkt, sodass mir kaum noch Raum blieb für andere Gedanken.

Ich war so in meiner Angst gefangen, dass ich vor einem vollen Teller saß und auch richtig Hunger hatte, aber es nicht essen konnte. Ich habe gezittert, war verzweifelt und habe es schlussendlich in Kauf genommen, gar nichts mehr zu essen. Selbst bei Freunden, Verwandten oder in Restaurants war ich nicht mehr in der Lage, etwas zu essen.

Das Schlimmste an alldem war, dass mein Umfeld mich nicht verstanden hat. Sie haben immer zu mir gesagt: ‚Stell dich nicht so an!' Selbst ein viermonatiger Krankenhausaufenthalt in einer Klinik für Essstörungen hat nichts gebracht. Da der Krankheitsbild der Emetophobie nicht bekannt ist, wurde ich fälschlicherweise auf atypische Anorexie behandelt, was mir im Endeffekt mehr geschadet als geholfen hat.

Mit meiner Mutter zusammen habe ich im Internet nach der ‚Angst vorm Erbrechen' gesucht und bin erstmals auf das Wort ‚Emetophobie' gestoßen. Somit sind wir auch in Kontakt mit Frau Effmert gekommen. Mit ihrer Hilfe habe ich Wege gefunden, wie ich mit meiner Angst umgehen kann. Wenn man versteht, wovor man sich fürchtet, dann ist es auch nicht mehr so schlimm.

Kennzeichen einer Magersucht

Eine Magersucht ist eine schwerwiegende und meist auch sehr langwierige Erkrankung. Die Anorexia nervosa, wie die Magersucht im Fachjargon heißt, ist eine schwere Störung des Essverhaltens. Sie betrifft überwiegend Mädchen und junge Frauen – diese haben zwischen der Pubertät und dem 35. Lebensjahr ein ungefähr zwölffach höheres Risiko an Magersucht zu erkranken als Männer. Ganz typisch für eine Magersucht ist ein starker Gewichtsverlust oder ein lang andauerndes Untergewicht.

Der Body-Mass-Index (BMI) liegt bei Anorexiepatienten unter 17,5. Der BMI bewertet das Körpergewicht des Menschen in Bezug auf seine Größe. Das Ziel dieser Formel ist es, auf ein mögliches Unter- oder Übergewicht hinzuweisen. Der BMI berücksichtigt dabei allerdings nur das Gewicht, nicht aber die Zusammensetzung und Verteilung von Muskel- und Fettgewebe.

Die Anorexie sollte man jedoch nicht nur auf den Aspekt des Gewichts beschränken, denn damit betrachtet man nur die Spitze des Eisbergs. Die Magersucht ist eine sehr komplexe Krankheit. Ihr Ursprung ist vermutlich eine Kombination aus verschiedenen sich ergänzenden und wechselseitig beeinflussenden Faktoren. Dabei spielen vor allem psychische Faktoren eine Rolle; hinzu kommen eventuell genetische Dispositionen.

Magersucht beginnt häufig in der Pubertät. Die Auslöser für diese Erkrankung können ganz unterschiedlich sein. Vielleicht ist es die erste große Liebe, familiäre Konflikte wie eine Scheidung, der Verlust eines nahestehenden Menschen oder auch der Tod eines geliebten Tieres. Ebenso können die entwicklungsbedingten körperlichen Veränderungen sowie Hänseleien oder Mobbing in der Schule mögliche Auslöser sein.

Viele Magersüchtige lehnen unbewusst das eigene Frauwerden bzw. Frausein ab. Sie kontrollieren ihre Ernährungsgewohnheiten, hungern und erleben diese Form der Mangelernährung als entlastend und durchweg positiv. Das Hungern gibt ihnen das Gefühl der Kontrolle und damit auch ein gewisses Gefühl der Macht. Überhaupt ist Kontrolle bei dieser Krankheit ein sehr großes Thema: Über den Verzicht bekommen die Betroffenen das Gefühl, mit der Kontrolle über ihr Gewicht auch wieder die Kontrolle über das eigene Leben zu erhalten. Das gibt ihnen eine Form von Sicherheit. Sie können sich so sehr disziplinieren, dass sie am Ende so gut wie gar nichts mehr essen.

Es gibt Persönlichkeitsmerkmale, die bei Magersüchtigen häufiger anzutreffen sind, so zum Beispiel ein geringes Selbstbewusstsein. Viele Betroffene sind unsichere und eher schüchterne Menschen. Es gibt einen gewissen Hang zum Perfektionismus und zum zwanghaften Handeln. Manche haben zudem unbewusst Angst davor, erwachsen zu werden und Verantwortung zu übernehmen. Bei einem Teil der Erkrankten gibt es ebenfalls schwerwiegende Traumata, z. B. sexuelle Übergriffe in der Vergangenheit.

Oftmals beginnt eine Magersucht mit einem harmlos wirkenden Diätverhalten, wie z. B. dem (eigentlich sogar gesunden) Verzicht auf Süßigkeiten. Dieses Essverhalten wird von der Umwelt, Eltern und Freunden positiv bewertet. Die positiven Rückmeldungen und die gewünschte Gewichtsabnahme können dann dieses Diätverhalten verstärken – das Essverhalten wird mehr und mehr kontrolliert.

Anorexie heißt wörtlich übersetzt „Appetitlosigkeit“. Das ist jedoch nicht ganz richtig, denn zu Beginn haben viele Magersüchtige ein ganz normales Hungergefühl und sogar einen besonders großen Appetit. Es gibt Theorien von Neurologen darüber, dass das Gehirn von einem an Anorexie erkrankten Menschen anders arbeitet als bei einem Gesunden. Hierbei wird davon ausgegangen, dass das Belohnungssystem aus dem Gleichgewicht geraten ist. Wenn ein gesunder Mensch Hunger verspürt und daraufhin Nahrung zu sich nimmt, dann sendet das Gehirn ein positives Signal aus. Anders beim Anorektiker: Hier hat das Hungern einen positiven Effekt auf das Gehirn.

Es gibt also eine interne Kommunikation zwischen den Neuronen, dem Hungergefühl und der Körperwahrnehmung. Und genau da ist bei Betroffenen etwas im Ungleichgewicht, was langfristig zu einem tatsächlichen Verlust des Hungergefühls führen kann. Es ist aktuell noch völlig unklar, ob es sich bei dieser Veränderung im Gehirn um eine Ursache für die Anorexie oder um eine Folge der Krankheit handelt.

Fakt ist allerdings: Die Krankheit ist ein Hilferuf des Unterbewusstseins. Es geht im Grunde genommen nicht um den Verzicht auf das Essen und auch nicht darum, dünn zu sein. Hinter der Krankheit verbergen sich Probleme, Unsicherheiten, Schmerz, Zorn, Wut oder auch Traurigkeit. Warnsignale, die auf eine Anorexie hinweisen und bei denen Sie aufmerksam werden sollten, sind folgende:

- Ein gesteigertes Interesse an Essen in jedweder Form. Auffallende Veränderungen von Essgewohnheiten sowie Diäten oder plötzlich auftretende Nahrungsunverträglichkeiten. Zu den Diäten zählt insbesondere eine betont „gesunde" Ernährung. Auffällige Diäten aller Art sollten ein Warnhinweis sein und Sie aufmerksam werden lassen, ob sich nicht vielleicht etwas anderes dahinter verbirgt.
- Der Betroffene verleugnet, Hunger zu haben, oder behauptet, schon bei kleinsten Mengen satt zu sein. Möglicherweise wird auch gesagt, dass schon woanders gegessen wurde, um so einem gemeinsamen Essen aus dem Weg zu gehen.
- Magersüchtige verändern ihren Kleidungsstil, tragen auffallend weite und mehrlagige Kleidung und kaschieren damit einen möglichen Gewichtsverlust.
- Eine starke und ausdauernde Beschäftigung mit Ernährung. Betroffene lesen und recherchieren im Internet. Sie kennen die Kalorien so gut wie aller Lebensmittel auswendig. Sie kochen und backen für die ganze Familie und für Freunde, essen aber unter fadenscheinigen Begründungen nicht mit: „Ich habe beim Kochen schon so viel probiert – ich bin satt."
- Es werden zwanghafte und/oder ritualisierte Verhaltensweisen ausgebildet. Das kann beim Essen sein, z. B. dass bestimmte Lebensmittel immer zuerst oder erst ganz zum Schluss gegessen werden. Das gilt aber auch ganz allgemein für veränderte Verhaltensweisen, z. B. das Ordnungssystem auf dem Schreibtisch oder im Kleiderschrank, das ausdauernde und ritualisierte Händewaschen oder das stundenlange Kämmen der Haare.
- Betroffene ziehen sich sozial zurück. Die allgemeine Stimmung schwankt häufig zwischen gereizt und niedergeschlagen. Sie sind mit ihrem Körper unzufrieden und beschweren sich über ein zu hohes Gewicht oder über bestimmte „unförmige" Körperregionen.
- Sie beginnen, exzessiv Sport zu treiben, oder intensivieren ihr Training.

- Veränderungen in der Schule sind in beide Richtungen möglich. Eine plötzlich hohe Leistungsorientierung ist genauso auffällig wie extremer Leistungsabfall.

Mehr zum Thema Magersucht erfahren Sie in meinen Podcastfolgen **„Magersucht und Emetophobie“** und **„Emetophobie – 272 Tage Zwangseinweisung“**.

Was können Sie tun?

Versuchen Sie, ins Gespräch zu kommen. Beschreiben Sie, was Ihnen aufgefallen ist. Im besten Fall benutzen Sie Ich-Botschaften und machen damit deutlich, dass Sie sich Sorgen machen. Das Gewicht an sich sollte gar nicht im Vordergrund stehen. Vermeiden Sie jede Art von Kritik sowie gut gemeinte Ratschläge. Bieten Sie vielmehr Unterstützung an. Überlegen Sie sich vorher, welche Art von Hilfe Sie anbieten können. Der nächste Schritt könnte ein Gespräch in einer Beratungsstelle oder bei einem Arzt sein. Hier könnten Sie z. B. anbieten, den Betroffenen zu begleiten.

Besonders schwierig ist es für die Eltern eines magersüchtigen Kindes, denn sie tragen letztendlich die Verantwortung für dessen Gesundheit. Ich möchte Ihnen in diesem Fall empfehlen, erst einmal selbst eine Beratungsstelle aufzusuchen. Wenn Sie die Situation jedoch als absolut kritisch empfinden, dann führt der erste Weg sofort und ohne Umwege zum Arzt. Ein magersüchtiges Kind zu haben, erfordert viel Geduld und Durchhaltevermögen. Es kann entlastend sein, sich bei Selbsthilfegruppen für Angehörige zu informieren und sich Unterstützung zu holen.

Abgrenzung Emetophobie und Magersucht

Magersucht ist auch eine Form der Angst: Betroffene haben Angst davor, zuzunehmen oder zu dick zu sein. Sie haben Angst davor, die Kontrolle über das Essen und damit über ihr Gewicht zu verlieren. Aus diesem Grund schränken sie ihre Nahrungsaufnahme ein und nehmen immer weiter ab. Das sind Ängste, aber noch lange keine Phobie.

Emetophobiker kontrollieren auch ihr Essen, allerdings in Bezug auf mögliche Nahrungsmittelunverträglichkeiten. Ihre Hauptangst besteht darin, irgendetwas zu essen, was sie nicht vertragen oder was Übelkeit hervorruft und zum Erbrechen führt. Als Betroffener beschränken Sie sich deshalb vermutlich auf Lebensmittel, die Sie als „ungefährlich" einstufen. Ungefährlich sind in diesem Fall Lebensmittel, die Sie bisher gut vertragen haben und die nachweislich allgemein gut verträglich sind. Alles andere wird nach Möglichkeit strikt vermieden. Zu den „gefährlichen" Lebensmitteln gehören häufig Sahne, Eier, künstliche Zusatzstoffe und konservierte Nahrung, ebenso wie abgelaufene oder unbekannte Lebensmittel.

Bei der Magersucht kommt es aufgrund der veränderten Essgewohnheiten zu einem gewünschten, starken Gewichtsverlust. Ganz anders beim Emetophobiker: Er schränkt das Essen aufgrund der Phobie ein und nicht, um abzunehmen. Ganz im Gegenteil: Viele Emetophobiker nehmen wegen der Phobie extrem ab und leiden zusätzlich zu ihrer Phobie sehr unter dem Gewichtsverlust.

Gemeinsam ist beiden Patientengruppen die Entwicklung von Ritualen bei allem, was mit der Nahrungsaufnahme zu tun hat. Dazu gehören bei den Magersüchtigen an erster Stelle das Kalorienzählen und die Nährstoffanalyse. Das Ritual der Emetophobiker ist vor allem die Händedesinfektion. Vielleicht kommt Ihnen das bekannt vor? Desinfizieren und waschen Sie Ihre Hände ständig und überall, insbesondere vor jedem Essen? Vielleicht ist die Haut Ihrer Hände dadurch rot und rissig, und Sie versuchen nach Möglichkeit, sie zu verstecken, indem Sie lange Ärmel tragen oder sich einfach draufsetzen? Auch Rituale wie langsames Essen, häufiges Kauen, das Kleinschneiden der Nahrung und das Essen an bestimmten Orten und zu bestimmten Zeiten sind Magersüchtigen und Emetophobikern gemeinsam.

Die an Magersucht erkrankten Patienten haben sehr häufig keine Einsicht bezüglich des Ausmaßes ihrer Krankheit. Ganz anders bei den Emetophobikern: Sie möchten sehr gerne essen und verzweifeln daran, es nicht zu können und deshalb abzunehmen. Viele nutzen deshalb die sogenannte „Astronautenkost“, das sind hochkalorische Eiweißdrinks, mit denen man mit wenig Nahrungsmittelaufnahme eine große Menge an Kalorien zu sich nehmen kann. Ich habe sogar mal jemanden behandelt, der sich einen Port hat legen lassen, um sich künstlich zu ernähren.

Viele Emetophobiker wurden jahrelang als Magersüchtige behandelt, ungeachtet der bestehenden Phobie. Die Gewichtsabnahme als unerwünschte Folge der Emetophobie ist komplett anders zu bewerten als bei einem Magersüchtigen.

Sie sehen also, dass für eine nachhaltige Therapie in diesem Fall eine sehr eigene Herangehensweise erforderlich ist. Natürlich muss die Gewichtsabnahme behandelt werden, aber eben nicht auf Grundlage einer Magersucht. Im Fokus steht stattdessen die zugrunde liegende Phobie, und bei der handelt es sich nicht um die Angst vor zu viel Gewicht, sondern um die Angst vor dem Erbrechen.

Wie andere Angststörungen auch, so ist die Emetophobie erlernt. Falsche Denkmuster, basierend auf bestimmten Erlebnissen, haben sich festgesetzt und führen zu einem vermeidenden Handeln. Was in der Vergangenheit nicht oder nur unzureichend verarbeitet und verdrängt wurde, muss bewusst betrachtet werden.

Dabei hilft unter anderem die auflösende Hypnose. Sie ist ein aktives Werkzeug, mit dem Sie als Betroffener nicht nur Zugriff auf das fehlerhafte Denken erlangen, sondern eigene Kräfte entwickeln können, um Veränderungen herbeizuführen. Wer die Emetophobie als Auslöser einer bestimmten Form der Magersucht erfolgreich bewältigt, bekommt am Ende auch seinen Körper in den Griff.

Phagophobie – die Angst vor dem Essen

Die Phagophobie heißt auch Schluckangst und gehört – ebenso wie die Emetophobie – zu den spezifischen Phobien. Die Angst vor dem Verschlucken geht häufig einher mit der Angst zu ersticken. Das Verschlucken bezieht sich hierbei auf Nahrungsmittel und/oder auf den eigenen Speichel. Die Erkrankung wird in der Literatur kaum erwähnt, meistens findet man dazu nur Einzelfallbeschreibungen.

Sie wird in der Praxis jedoch, ebenso wie die Emetophobie, häufig mit der Anorexie verwechselt. Das liegt daran, dass es auch hier im Verlauf der Störung zu einem massiven Gewichtsverlust kommen kann. Der Gewichtsverlust als wichtiges Symptom ist das, was allen drei Krankheiten gemein ist. Phagophobiker haben Angst vor dem Vorgang des Essens an sich, keine Angst vor dem Zunehmen (Anorexie) und auch keine Angst vor dem Erbrechen (Emetophobie).

Dennoch leiden viele Emetophobiker zusätzlich an einer Phagophobie. Nach meiner Erfahrung hat die Angst vor dem Verschlucken in der Regel einen sehr besonderen Grund. Die Betroffenen – meistens Kinder – haben Angst davor, bei der Nahrungsaufnahme zu ersticken, weil sie sich verschlucken. Das Schlucken ist somit angstbesetzt.

Häufig ist auch hier ein unbewusstes traumatisches Erlebnis der Auslöser. Ganz ähnlich wie bei anderen traumatischen Ereignissen geht es in der Behandlung auch hier wieder darum, diesen alten inneren Anteil erst einmal liebevoll wahrzunehmen, das sogenannte „innere Kind“ aus der angstmachenden Situation herauszuholen und in Liebe und Sicherheit aufzunehmen. Es geht darum, diesem inneren Anteil mit großem Mitgefühl zu begegnen. Auch hier werden die verdrängten Erlebnisse in neue Filme umprogrammiert. Das sind Filme mit Happy End, in denen Wertschätzung und Liebe einen hohen Stellenwert haben. Nach meiner Erfahrung werden sich die Angst und die Panik und somit die Phagophobie dadurch auflösen.

Hypochondrie – die Angst vor Erkrankungen

Emetophobiker haben eine überaus große Sensitivität für ihren Körper. Sie fühlen häufig in sich hinein und spüren nach, ob „noch alles in Ordnung ist“. Vielleicht überprüfen auch Sie regelmäßig, ob sich eine Übelkeit anbahnt, ob der Magen grummelt oder der Darm Geräusche macht. Und genau in diesem Verhalten sind Sie den an einer Hypochondrie erkrankten Betroffenen sehr ähnlich.

Die Aufmerksamkeit ist bei beiden Krankheiten wie eine Vergrößerungslupe: An der Stelle, auf die die Lupe gerichtet wird, erscheinen alle Dinge ganz groß, intensiv und überdeutlich. Mit der Lupe kann man dann auch allerkleinste Veränderungen erkennen, und Symptome, die eigentlich unbedeutend sind, werden unter der Lupe groß und auffällig.

In unserem Körper laufen ständig Prozesse ab: Atmung, Verdauung, Stoffwechsel etc. Die allermeisten bemerken wir gar nicht. Erst wenn wir unsere Aufmerksamkeit darauf lenken, nehmen wir diese Prozesse wahr. Und mit dem Vergrößerungsglas machen sich der Hypochonder und der Emetophobiker das Leben zusätzlich schwer. So passiert es auch, dass Emetophobiker durch die intensive Beschäftigung mit ihrem Körper und dem Lupenverhalten zusätzliche Symptome entwickeln. Welche genau das sind, können Sie im Kapitel „Typische Angstsymptome“ ab Seite 26 nachsehen.

Wie entsteht Hypochondrie?

Unsere Gesundheit ist uns wichtig. Schon vor der Geburt kümmern sich Eltern um das gesunde Heranwachsen ihres Kindes. Sofort nach der Geburt werden umfassende Checks durchgeführt, die Gesundheit des Neugeborenen wird in Tabellen festgehalten und Eltern kümmern sich fortan planmäßig mit einer Reihe von Vorsorgeuntersuchungen um die Gesundheit ihres Nachwuchses.

Wir achten auf eine gesunde und ausgewogene Ernährung, halten unseren Körper durch sportliche Betätigung fit und schützen uns vor Infektionskrankheiten. Wir nutzen die Angebote der Gesundheitsvorsorge, gehen zum Kontrolltermin zum Zahnarzt und nehmen Krebsvorsorgeuntersuchungen wahr.

Das ist erst einmal alles gut und richtig und klingt plausibel. Deshalb ist der Übergang zu krankhaften Denkmustern der Hypochondrie oft schleichend und zu Beginn unbemerkt. Denn fast jeder war schon einmal besorgt beim Arzt, und hinterher war alles in bester Ordnung. Aber ist man deshalb gleich ein Hypochonder?

Die Symptome der Hypochondrie sind einer Angst-, Panik- oder Zwangsstörung sehr ähnlich. Die Betroffenen haben eine sehr hohe Sensitivität für ihren Körper; kleinste körperliche Veränderungen werden wahrgenommen und bewertet. Bereits geringste Symptome werden als schwerwiegende Krankheit gedeutet. Ein Völlegefühl nach einem üppigen Abendessen wird zum möglichen Darmkrebs, Kopfschmerzen sind ein Hinweis für einen Hirntumor usw.

Die Selbstdiagnosen werden durch das Internet ausgeweitet und verstärken damit die Angst. Hypochonder messen regelmäßig ihre Körpertemperatur, kontrollieren den Puls, prüfen das Gewicht und sind überzeugt davon, ernsthaft krank zu sein. Kennzeichnend für diese Krankheit sind folgende Verhaltensweisen:

- *Body Scanning*: das Checken bestimmter Körperteile, äußerlich wie innerlich
- *Doctor Hopping*: das Aufsuchen verschiedenster Ärzte, Spezialisten und Kliniken
- Cyberchondrie: Das ist die übertriebene Internetrecherche

Man unterscheidet zwei Arten von Hypochondern: Die einen sind sich sicher, an einer bestimmten Krankheit – häufig Krebs – zu leiden. Immer wieder werden verschiedene Ärzte und Fachkliniken aufgesucht, um die Krankheit im Frühstadium nachweisen zu können.

Der Hypochonder kennt sich durch Internetrecherche mit den Behandlungsmethoden bestens aus und weiß, dass ein frühes Erkennen wichtig für einen guten Behandlungserfolg ist. Nach den Untersuchungen hat die beruhigende Gewissheit, dass im Körper alles in Ordnung ist, für den Hypochonder nur eine kurze Halbwertszeit. Bei der kleinsten Unregelmäßigkeit, einem neuen Stechen oder Ziehen plagt ihn erneut die Ungewissheit und er sucht den nächsten Spezialisten auf. So reihen sich Blutuntersuchungen aneinander, und Auswertungen von CT und MRT stapeln sich mit den Ärzteberichten.

Die zweite Gruppe hat ständig wechselnde Symptome, die auf ganz unterschiedliche Krankheiten hindeuten. Diese Patienten „lesen“ sich vielfach Symptome an. So studieren sie aufmerksam die kostenlosen Zeitungen, die in Apotheken verteilt werden, und recherchieren alle möglichen Symptome im Internet.

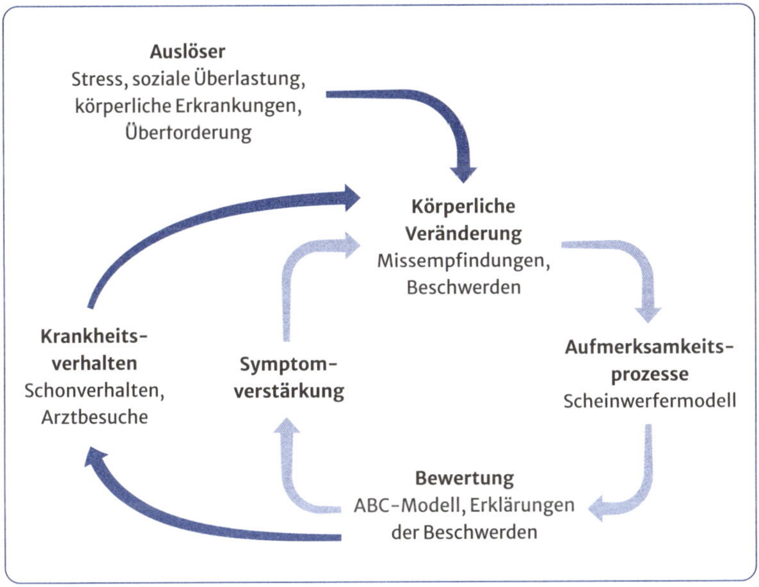

Die Entstehung somatoformer Störungen (Rief und Hiller, 1998)

Inspiriert vom Lesen checken sie ihren Körper, und nach und nach stellen sich genau die Symptome ein, über deren Krankheit sie recherchiert haben. Oder jemand erzählt ihnen von einer Erkrankung im Bekannten- oder Freundeskreis, und schon leidet auch er kurz darauf an genau diesen Symptomen. Die möglichen Erkrankungen sind vielfältig, und in der Regel muss der Hypochonder zur Abklärung einen oder mehrere Spezialisten aufsuchen. So häufen sich auch bei dieser Gruppe die Blutuntersuchungen, CTs und MRTs sowie verschiedenste Arztberichte.

Das Verhalten des Hypochonders führt in der Regel zu beschleunigtem Herzschlag, Schwitzen und Angstzuständen. Der Hypochonder „beschwört" innerlich Katastrophenszenarien herauf, weshalb sich aus einem guten Gesundheitsbewusstsein im schlimmsten Fall durchaus ein krankhafter Wahn entwickeln kann.

Trotz dieser Angstsymptome gehört die Hypochondrie nicht in die Kategorie der Angsterkrankungen, sondern zu den sogenannten „somatoformen Störungen". Das bedeutet, dass körperliche Symptome wahrgenommen werden, obwohl in Wirklichkeit keine körperlichen Ursachen hierfür Vorliegen. Hier liegt der entscheidende Unterschied zwischen Emetophobie und Hypochondrie.

Zwangsstörungen

Es ist überaus wichtig zu erkennen, dass hinter einer Zwangsstörung auch eine Emetophobie stecken oder damit verknüpft sein kann. Wenn die Ursache für die Zwangshandlung eine Emetophobie ist, dann gilt es, diese mitzubehandeln. Der Zwang verschwindet im besten Fall fast automatisch mit der erfolgreichen Behandlung der Emetophobie.

Natürlich entwickeln Sie nicht automatisch eine Zwangsstörung, nur weil Sie an Emetophobie leiden. Jedoch wird die Entwicklung einer solchen Störung immer wahrscheinlicher, je länger die Phobie unbehandelt bleibt.

Zwangsstörungen werden auf unterschiedliche Ursachen zurückgeführt. Häufig kommen verschiedene, biologische wie psychologische, Faktoren zusammen. Es gibt zum einen eine genetische Disposition: Das Risiko, eine Zwangserkrankung zu entwickeln, ist bei Betroffenen mit Angehörigen, die an einer solchen Krankheit leiden, drei- bis zwölfmal höher. Zum anderen wird angenommen, dass im Falle einer Zwangsstörung bestimmte Hirnregionen überaktiv sind, während Botenstoffe wie Serotonin und Noradrenalin in zu geringer Anzahl vorhanden sind.

Auch psychologische Faktoren, wie zum Beispiel bestimmte Lebensereignisse und Erfahrungen, die meistens in der Kindheit erlebt wurden, sowie gewisse Persönlichkeitsmerkmale fördern die Entwicklung von Zwangsverhalten. Meistens ist nicht nur ein Faktor für die Entstehung der Krankheit verantwortlich, sondern es kommen wie bei einem Puzzle mehrere Teile zusammen.

Eine Zwangsstörung entwickelt sich in Etappen. Zuerst gibt es häufig das eben erwähnte kritische Lebensereignis, das nicht bewältigt werden kann, ähnlich wie bei der Emetophobie. Dieser Auslöser führt zu einer starken negativen Emotion bis hin zur Panik. Auch Gefühle wie Verwirrung oder Ärger kommen auf. Betroffene berichten, dass sie „nicht mehr so sind, wie sie sich kennen“, „sich nicht mehr auf sich selbst verlassen können“ und „sich innerlich auflösen“. Aus diesen negativen Emotionen heraus entsteht ein großes Bedürfnis nach Sicherheit und Kontrolle, das dann zum Zwang führen kann.

Wesentliche Kennzeichen einer Zwangsstörung sind die wiederkehrenden Zwangsgedanken oder auch Zwangshandlungen. Diese werden zu Beginn häufig noch als eine Art persönlicher Tick oder Aberglaube abgetan. Oft sind diese stereotypen, regelmäßigen Handlungen für den Betroffenen extrem schambesetzt, weshalb trotz vieler Einschränkungen und starker Belastungen meist viele Jahre vergehen, bis er sich in Behandlung begibt.

Das zwanghafte Verhalten dient dazu, negative Gefühle abzuwehren bzw. zu verhindern. Durch die Zwangshandlungen werden Spannungen im Körper reduziert, was wiederum zu mehr Sicherheit führt. Kann die Handlung z.B. aufgrund äußerer Umstände nicht ausgeführt werden, dann führt das häufig tiefer in die Angst hinein und nicht selten zu einer Panikattacke. Im weiteren Verlauf kann die Zwangsstörung einen großen Teil des Tages einnehmen – nicht selten mehrere Stunden. Es ist wie ein Teufelskreislauf, der sich selbst immer wieder neu in Gang setzt. Den groben Ablauf sehen Sie auf der folgenden Abbildung.

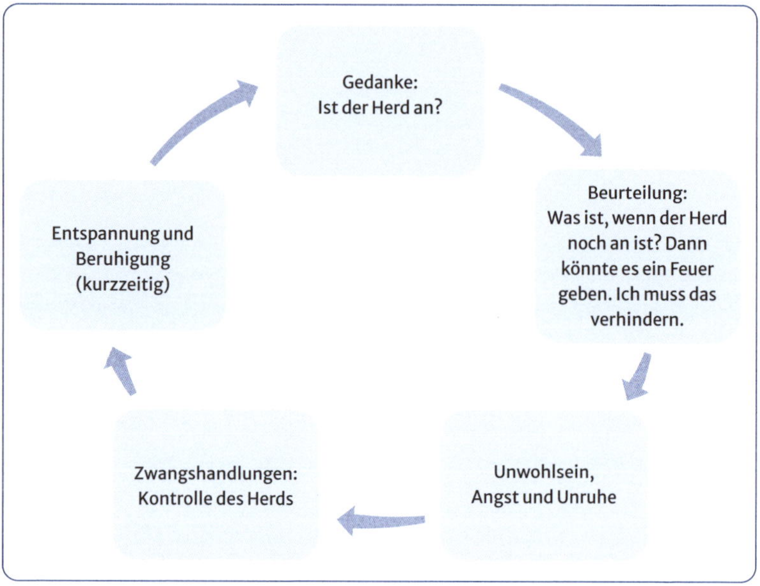

Der Teufelskreislauf des Zwangs

Typische Zwänge, die in Verbindung mit der Emetophobie vorkommen, sind Waschzwang – insbesondere der Zwang, sich die Hände zu waschen und zu desinfizieren –, ebenso wie Putzzwang und Ordnungszwang. Bei Kindern beobachte ich zudem sehr häufig den Zwang der Rückversicherung, bei der sie wiederholt bei den Eltern oder einem Kinderarzt nachfragen, ob wirklich alles in Ordnung ist und ob sie tatsächlich gesund sind. Hierzu ein Beispiel aus der Praxis:

Torben, 9 Jahre

Torben hatte Bauchschmerzen und Angst, sich zu übergeben. Die Eltern des Neunjährigen waren zu Beginn der Erkrankung selbst sehr verunsichert von dem ängstlichen, panischen Verhalten ihres Sohnes und sind mit ihm vor Sorge um seine Gesundheit ins Krankenhaus gefahren.

Erst nach dem vierten oder fünften Besuch in der Notaufnahme hat der Arzt sie auf eine mögliche phobische Störung hingewiesen. Die Kinderärztin wurde zu diesem Zeitpunkt bereits ebenfalls im Dreitagesrhythmus aufgesucht – nur „zur Sicherheit".

Der Junge entwickelte eine Zwangsstörung. Er musste ganz sicher sein, das mit ihm alles in Ordnung war. Die Eltern kauften in ihrer Ratlosigkeit sogar ein Stethoskop, um ihm versichern zu können, dass sich im Bauch und im Darm alles „normal anhört".

Erst als auch das nicht mehr half und Torben bis zu 200 (!) Mal am Abend fragte, ob alles in Ordnung sei, und darüber hinaus an massiven Schlafstörungen litt, kamen die Eltern völlig ratlos und am Ende ihrer Kräfte gemeinsam mit ihm zu mir in die Praxis.

Torben ist ein intelligenter, sportlicher Junge, der seine Ängste vor dem Erbrechen auch schon umfassend formulieren konnte. Dennoch verhielt er sich bei den ersten Terminen sehr regressiv, eher wie ein Kleinkind saß er angekuschelt auf dem Schoß der Mutter.

Er hatte gemeinsam mit seinen Eltern bereits das auslösende Ereignis gefunden: Es war in den Sommerferien passiert. In einem gemeinsamen Urlaub hatten er und seine Cousins sich Videos auf dem Handy angeschaut, unter anderem ein Video über die zehn gefährlichsten Skorpione der Welt. Dazu gehört ein Skorpion, nach dessen Biss man eine große Übelkeit verspürt und es zu einem furchtbaren Erbrechen kommt. Der Vorgang des Erbrechens wurde in diesem Film in Großaufnahme, geräuschvoll und in Farbe gezeigt.

Torben bekam große Angst, traute sich aber nicht, seinen Eltern davon zu erzählen. Der Film wurde verdrängt und im Unterbewusstsein abgespeichert. Durch eine simple Magenverstimmung wurde dieses Ereignis und die damit verbundene Angst getriggert, und die Kaskade der Angst und der Emetophobie nahm über die nächsten Monate ihren Lauf.

Mehr zum Thema Schulangst erfahren Sie in meiner Podcastfolge **„Mama, ich hab Bauchweh“** – Schulangst, Schulverweigerung und Emetophobie“.

Schulangst und Schulphobie

Sie werden sich vielleicht fragen, was die Angst vor dem Erbrechen mit der Angst vor der Schule gemeinsam haben könnte. Zunächst einmal verweigert das Kind bei der Schulangst den Besuch der Schule. Die Angst ist so groß, dass sich körperliche Symptome zeigen. Das können Kopfschmerzen, Bauchschmerzen, Kreislaufprobleme, Appetitstörungen, Übelkeit oder auch Durchfall sein. Wenn diese Symptome medizinisch abgeklärt sind und es keinen Befund gibt, dann ist es angebracht, noch genauer hinzusehen. Hinter diesen Symptomen verbirgt sich höchstwahrscheinlich eine Angst – aber welche?

Es kann sein, dass die Schulangst tatsächlich eine Angst vor der Schule ist, aber hinter den aufgeführten Symptomen können auch eine Schulphobie oder eine Emetophobie stecken. Sehr häufig leiden Kinder mit den Symptomen einer Schulangst oder den Symptomen einer Schulphobie eigentlich an einer Emetophobie. Und wieder ist es so, dass die Emetophobie selten bis gar nicht diagnostiziert und bei der Behandlung oft nicht berücksichtigt wird. Deshalb möchte ich alle Eltern mit Kindern, die an einer Schulangst oder Schulphobie leiden, darum bitten, ganz besonders aufmerksam zu sein und auszuschließen, dass Ihr Kind an einer Emetophobie leidet.

Schulangst oder Schulphobie?

Bei der Schulangst entsteht die Verweigerung, zur Schule zu gehen, durch eine bedrohliche Situation in der Schule. In den meisten Fällen haben die betroffenen Kinder Angst vor Überforderung. Sie können dem Unterricht nicht vollumfassend folgen, vielleicht wegen Konzentrationsmangel, einer Lese-Lern-Schwäche, Dyskalkulie, ADS oder ADHS. Dazu gesellt sich oft die Angst vor Beschämung, Gewalt, Strafe oder Mobbing in der Schule oder auch eine soziale Angst. Bei der sozialen Angst ist das zentrale Merkmal die Angst davor, in sozialen Situationen im Mittelpunkt der Aufmerksamkeit zu stehen und sich ggf. beschämend oder peinlich zu verhalten. Darauf werde ich im nächsten Kapitel („Sozialphobie – soziale Ängste") noch detaillierter eingehen.

Die Kinder ängstigen sich vor der realen Welt der Schule, vor Leistungsdruck, Prüfungen, Versagen und Mobbing. Häufig bestehen bei genauerem Hinsehen zudem Lernschwächen. Kinder mit einer Schulangst ziehen sich häufig zurück, sind traurig und in sich gekehrt.

Bei der Schulphobie handelt es sich hingegen um eine Trennungsangst. Eine Schulphobie entsteht durch die Trennung von einer bestimmten Bezugsperson, meistens der Mutter. Das Störungsbild heißt deshalb Schulphobie, weil die Trennungsangst auf die Schule projiziert wird. In Bezug auf die schulischen Leistungen ist oft kein objektiver Grund für eine Angst vor der Schule erkennbar.

Die Familiensituation betroffener Kinder ist häufig gekennzeichnet durch Überbehütung oder ein traumatisches Erlebnis in der Vergangenheit. Die Beziehung zwischen Eltern und Kind ist unausgeglichen. Beinahe alle betroffenen Kinder zeigen ein eher angepasstes Verhalten und können sich nicht durchsetzen. Der Prozess des Selbstständigwerdens – also ihre Autonomieentwicklung – ist verzögert.

Diese Phobie tritt sehr häufig zu Beginn der Pubertät auf, wenn Kinder sich von ihren Eltern abnabeln. Es fehlt ihnen noch an Selbstvertrauen und oft werden sie zusätzlich Opfer von Mobbing. Sie brauchen dann ihre Bezugsperson, um sich sicher zu fühlen.

Kinder mit einer Schulphobie zeigen im Gegensatz zu Kindern mit einer Schulangst ein eher aggressives und wütendes Verhalten. Aus diesem Grund ist es besonders wichtig, die Eltern in die Therapie miteinzubeziehen, da diese zusätzlich zu den Ängsten ihres Kindes ebenso lernen müssen, mit dem neuen und aggressiven Verhalten umzugehen.

Vergleich Schulangst, Schulphobie, Emetophobie

	Schulangst	Schulphobie	Emetophobie
Symptom: Das Kind möchte nicht zur Schule gehen	Ja	Ja	Ja
Gründe: Was steckt dahinter?	Schulische Überforderung, Angst vor Lehrern oder bestimmten Unterrichtsfächern, Dyskalkulie, Legasthenie, Mobbing	Trennungsangst, Abnabelung von den Eltern, Angst um die Gesundheit von Mutter oder Vater	Angst vor dem Erbrechen in der Schule
Gefühl: Wie äußert es sich?	Ängstliches Verhalten	Wütendes und aggressives Verhalten	Ängstliches, unsicheres Verhalten

Mutter von Lily, 19 Jahre

Unsere Tochter ist mittlerweile 19 Jahre alt, das Thema ‚Angst vor dem Erbrechen' begleitet uns schon seit der Kleinkindzeit. Im Kindergarten zeichnete sich schon sehr bald ab, dass sie hier nicht essen wollte. Sie suchte Mittel und Wege, um es zu umgehen, so auch später in der Schule. Sie war es zudem gewohnt, mit auf Freizeiten zu fahren, was sich aber zunehmend zu einem großen Problem entwickelte. Immer scheiterte es am Essen. Sie

‚überwachte' die guten Feen in der Küche und vergewisserte sich unablässig, was es zu essen gab – ob bei Oma, zu Hause, bei einer Freundin oder auswärts auf einer Freizeit.

Es machte ihr einen riesengroßen Druck, nicht essen zu können. Wenn die Angst nicht präsent ist, liebt sie es, entspannt zu essen. Sie möchte nicht dünn sein und schon gar nicht hager. Für Lily ist Essen etwas Schönes.

Der erste Einbruch kam für uns völlig überraschend einen Abend vor unserem Sommerurlaub auf einem Reiterhof (sie war gerade sieben Jahre alt). Aus dem Nichts kam die erste Panikattacke: bleiches Gesicht, Ringen nach Luft, an Essen nicht zu denken, völlig verschreckt ... Dabei war für uns nichts Ersichtliches passiert. Im Urlaub war das Essen eine Qual.

Nach den Sommerferien folgte der Schuleintritt. Holperiger hätte es nicht beginnen können: Ein Lehrerwechsel folgte dem nächsten. Der Verlust von Sicherheit hat sich in Lilys Leben immer mit Stress für ihren Körper und direkt auf ihr Essverhalten ausgewirkt. Nun war für uns der Punkt gekommen, externe Hilfe von einer Kinderpsychologin in Anspruch zu nehmen. Uns waren die Ideen ausgegangen, wie wir unserer Tochter helfen konnten. Die Gesprächstherapie hat sie für den Alltag gestärkt. Sie traute sich neue Situationen zu und fuhr mit Leidenschaft wieder auf Freizeiten.

Mittlerweile hatte uns zudem eine sehr weise Frau auf das Thema ‚Hochsensibilität' aufmerksam gemacht. Wir lasen uns ein und entdeckten teilweise uns selbst, aber vor allem unsere Tochter wieder. Ein neuer Abschnitt begann – wir dachten, alles sei überwunden. Der Übergang in die Fachoberschule entriss ihr jedoch erneut die Sicherheit auf allen Ebenen. Eine Panikattacke folgte der nächsten, an einen normalen Alltag war nicht mehr zu denken. Kein Arzt, kein Therapeut schaffte es, Lily einen Weg hier heraus zu zeigen.

In dieser Zeit erkannten wir dank der wenigen Artikel, die man im Internet dazu findet, dass unsere Tochter an Emetophobie erkrankt war. Ratgeber hierzu fanden wir nicht. Frau Effmert ist es gelungen, Lilys Vertrauen zu gewinnen und einen Schritt auf dem langen und schwierigen Weg gemeinsam mit ihr zu gehen. Schritt für Schritt vorwärts, auch mal wieder einen zurück, aber in ein Leben ohne Angst vor dem Erbrechen.

Sozialphobie – soziale Ängste

Sozialphobische Ängste konzentrieren sich auf zwischenmenschliche Situationen. Sie werden auch Situationsängste genannt und entstehen immer dann, wenn Betroffene sich gefühlt im Mittelpunkt der Aufmerksamkeit befinden. Diese Form der Angst geht weit über das ungute Gefühl der Schüchternheit hinaus.

Schüchterne Menschen sind anderen Menschen gegenüber leicht befangen und haben eine Tendenz zu leichten Vermeidungsstrategien. Sozialphobiker hingegen leiden sehr deutlich an körperlichen Angstsymptomen wie Schwitzen, Zittern und Übelkeit. Es ist die überhöhte Angst vor Ablehnung und Kritik, obwohl sie wissen, dass dies unbegründet ist. Die Symptome können in Prüfungs- oder Vortragssituationen, aber auch im Alltag auftreten, beispielsweise beim Treffen mit Freunden, einem gemeinsamen Essen, in Small-Talk-Situationen usw.

Auch im Berufsleben ist die Angst präsent. So kann schon der Gedanke an die Vorstellungsrunde in einem Meeting Grund genug für eine Überreaktion sein. Der Betroffene mit einer sozialphobischen Störung sitzt in der Vorstellungsrunde und zählt ab, wie viele Kollegen vor ihm an der Reihe sind. Es ist ihm kaum möglich zuzuhören, so sehr ist er damit beschäftigt, zu überlegen, was er sagen soll, und darüber nachzudenken, was alles passieren könnte.

Das ist typisch für diese Angst: Der Betroffene fürchtet sich davor, etwas Dummes zu sagen, einen Fehler zu machen, rot zu werden, sich ungeschickt zu verhalten usw. Schon der Gedanke daran, seinen Namen, die Abteilung und die Aufgabe im Projekt zu sagen, sorgt für höchste Anspannung, bis hin zum tatsächlichen Versagen der Stimme.

Und es geht hierbei nicht nur um das gesprochene Wort: Aus Angst davor, etwas Ungeschicktes zu tun, verzichten Sozialphobiker in Meetings häufig auf ein Glas Wasser oder einen Kaffee, weil die Angst, etwas zu verschütten oder umzuwerfen, tonangebend ist.

Der Sozialphobiker weiß und erkennt meist, dass er keine Angst haben muss. Dennoch ist das körperliche Empfinden der Angst so ausgeprägt, dass er sich aus eigener Kraft kaum davon lösen kann. Die körperlichen Beschwerden reichen von einem flauen Gefühl im Magen, Hitzewallungen und Schwitzen über Herzklopfen und Zittern bis hin zur unkontrollierten Panikattacke. Die Angst entsteht, weil die Situation vom Betroffenen als subjektiv starke Bedrohung des eigenen Selbstwertes empfunden wird.

Vielfach bildet sich diese Phobie im Kindesalter oder in der frühen Pubertät. Betroffene haben häufig schlechte Erfahrungen mit anderen Menschen gemacht, wurden vielleicht ausgelacht, gedemütigt oder gemobbt. Ein Kind ist grundsätzlich sehr offen und beinahe abhängig von Bewertungen von außen, d. h. von den Meinungen anderer wie Peers, Eltern, anderen Bezugspersonen, Erziehern oder Lehrern.

Wenn das Kind von einer für ihn wichtigen Person abgewertet, ins Lächerliche gezogen oder kritisiert wird, dann entwickelt es unter Umständen sehr selbstkritische Gedanken. Das Selbstbewusstsein wird dann nicht genügend gefestigt. Auch positive Bemerkungen werden dann nicht mehr als solche angenommen, sondern kritisch hinterfragt. Dieses geringe Selbstwertgefühl führt letzten Endes dazu, dass das Kind unsicher ist, nur wenige Freundschaften schließt und sich sozial zurückzieht.

Häufig kann man als zusätzlichen Faktor einen eher kontrollierenden und autoritären Erziehungsstil bei den Eltern beobachten. Die Kinder entwickeln dadurch sehr hohe Erwartungen an sich selbst. Diese überhöhten Erwartungen drängen die Kinder weiter in den Rückzug; die Angst vor anderen Menschen und deren Bewertung wächst.

Wie bei anderen Angststörungen auch, können traumatische Erlebnisse und negative Lebenserfahrungen ebenso wie genetische Dispositionen als Einflussfaktoren für die Entstehung der Angst angenommen werden. Sozialphobiker beobachten ihre eigenen körperlichen Reaktionen sehr aufmerksam und überbewerten diese oft. Dazu kommt dann im Laufe der Jahre zusätzlich die Fehlkonditionierung aus der Kindheit, die den Effekt der Krankheit noch verstärkt.

Die soziale Phobie zählt zu den häufigsten psychischen Erkrankungen. Ungefähr acht Prozent der Bevölkerung sind von sozialer Phobie betroffen, Frauen etwa 1,5-mal häufiger als Männer. Sie entwickeln ein starkes Vermeidungsverhalten, gehen in den Rückzug und leben dadurch häufig ein Leben in sozialer Isolation, was den Leidensdruck wiederum erhöht.

Manche Emetophobiker leiden zusätzlich an einer sozialen Phobie. Dabei liegt die soziale Phobie häufig unter der Emetophobie, das heißt, die Emetophobie ist zusätzlich zu der schon bestehenden sozialen Phobie entstanden. Das geschieht, indem die Betroffenen ihr Vermeidungsverhalten und ihren sozialen Rückzug über ihr körperliches Empfinden begründen: Der Betroffene sagt Verabredungen oder Präsentationen im Berufsleben wegen Übelkeit oder Magenverstimmung ab. So gerät der Phobiker nicht in Erklärungsnot und die soziale Phobie bildet zusammen mit der Emetophobie eine praktische Symbiose.

Selbstredend kann die Verknüpfung der beiden Krankheiten auch umgekehrt stattfinden. Grundsätzlich gilt es, beide Phobien zu erkennen und zu behandeln.

Klaustrophobie – die Platzangst

Auch die Klaustrophobie gehört wie die Emetophobie zu den spezifischen Angststörungen. Umgangssprachlich spricht man bei der Klaustrophobie von Platzangst. Das ist jedoch nicht ganz richtig, es handelt sich dabei eher um eine Raumangst. Klaustrophobiker fürchten sich insbesondere vor allem, was sie einengt oder Gefühle wie Atemnot auslöst. In erster Linie trifft das auf enge, verschlossene Räume zu, das kann ein Kellerraum oder ein Fahrstuhl sein. Aber auch Menschenansammlungen wirken bedrohlich.

Diese Angstgefühle bis hin zur Panik können zudem bei niedrigen Unterführungen, in einer vollen Straßenbahn, im Flugzeug, im Auto oder durch einen zu engen Rollkragenpullover ausgelöst werden. Die Panik wird durch das Gefühl gesteigert, im Ernstfall nicht schnell genug aus der Situation herauskommen zu können. Die Betroffenen befinden sich in einer ständigen Fluchtbereitschaft und verspüren den Drang, wegzulaufen – raus aus der Situation, raus aus dem Gebäude, raus aus dem Fahrstuhl.

Wie alle anderen Phobiker durchleben auch sie einen Teufelskreis. Sie wissen, dass sie ungefährliche Situationen falsch bewerten, und stufen diese dennoch als beängstigend ein. Das führt zu Vermeidungsverhalten, was wiederum die vermeintliche Gefahr vergrößert. So bewegen sich Betroffene in einer Spirale, die in den Rückzug und ggf. auch in die Isolation führen kann.

Die Klaustrophobie hat nicht zwingend einen großen Einfluss auf das Leben. Viele Betroffene empfinden im normalen Alltag keinerlei Einschränkungen und spüren diese Art der Angst erst in Extremsituationen, wie z. B. bei einer Untersuchung im MRT (Magnetresonanztomograf). Ob eine Platzangst behandlungsbedürftig ist, hängt davon ab, wie einschränkend diese Phobie erlebt wird.

Mögliche Ursachen für Klaustrophobie sind Überforderung und Stress oder ein vermeintlich unlösbares Problem. Aber auch hier können genetische Vorbelastungen und traumatische Erlebnisse eine nicht unerhebliche Rolle spielen.

Im Gegensatz zum Klaustrophobiker empfindet der Emetophobiker nicht die Enge in den Räumen als problematisch, sondern er hat Angst davor, sich in diesen Räumen übergeben zu müssen bzw. jemanden zu sehen oder zu hören, der sich dort übergibt. Besonders belastend ist für den Emetophobiker hierbei, dass er dann aus dieser Situation nicht schnell genug herauskommen kann – wie z. B. in einem Flugzeug.

Trotz dieser unterschiedlichen Auslöser teilen beide Phobiker das Schicksal, dass sie beständig mit dieser Angst zurechtkommen müssen. Die Panik suggeriert dem Betroffenen, dass in den entsprechenden Situationen eine Bedrohung vorliegt. Die Art der Bedrohung ist allerdings sehr unterschiedlich, weshalb sich viele Emetophobiker mit einer Diagnose der Klaustrophobie zu Recht unverstanden fühlen.

Zukunftsängste – die Angst vor der Angst

Viele Menschen leben mit ihrer Angst nicht im Hier und Jetzt, sondern in der Zukunft. Die Angst vor der Angst wird auch Erwartungsangst genannt. Bei Emetophobikern ist diese Angst ein weit verbreitetes Phänomen.

Die Zukunftsangst beschäftigt sich nicht mit der heutigen aktuellen Situation, sondern mit Befürchtungen und Ängsten, die in der Zukunft liegen. Sie bezieht sich auf Geschehnisse, die möglicherweise noch kommen oder sich entwickeln könnten. Die Zukunftsangst führt zu Anspannungen und der Betroffene fühlt sich ohnmächtig, ausgeliefert oder gelähmt. Im Vordergrund steht die Frage „Was wäre, wenn …“. Häufige Symptome sind:

- Angst vor Ungewissheit
- Angst vor Veränderungen
- Angst vor der Angst
- Angst vor dem Worst-Case-Szenario
- Angst vor Kontrollverlust

Anders als bei anderen Ängsten braucht die Zukunftsangst keinen besonderen Trigger oder Auslöser. Es reichen eine negative Einstellung sowie Horrorszenarien im Kopf, um die Angstkaskade auszulösen. Häufig gibt es zusätzlich verstärkend ein negatives Erlebnis, das immer wieder aktiv hervorgeholt wird und die Zukunftsangst befeuert.

Menschen mit Zukunftsangst haben unterschiedliche Symptome, und die einzelnen Symptome können wiederum sehr unterschiedlich ausgeprägt sein. Generell können Betroffene die Gegenwart nicht genießen, da sie mit den Gedanken ständig in der Zukunft sind und über mögliche Horrorszenarien nachdenken. Das führt zu stundenlangem Grübeln und Sich-Sorgen-Machen und mündet häufig in Schlaflosigkeit sowie Ein- und Durchschlafstörungen. Die negativen Gedanken halten die Betroffenen nachts wach. Sie denken ausschließlich an die Zukunft und das, was sein könnte, und verpassen dadurch ihr Leben in der Gegenwart. Sie finden zudem wenig bis keine Möglichkeiten, sich zu entspannen, und leiden in vielen Fällen zusätzlich an Herzrasen oder Panikattacken.

Hilflosigkeit und Ohnmachtsgefühle sind weitere Symptome, die bei dieser Art der Phobie häufig auftreten. Der Betroffene fühlt sich den schrecklichen Geschehnissen, die ihn laut seiner Vorstellungen erwarten, ausgeliefert und verfügt über keinerlei Selbstwirksamkeit, um etwas dagegen zu unternehmen. Er fühlt sich nicht stark bzw. fähig genug, um mögliche kommende Probleme lösen zu können. Das Selbstwertgefühl und Selbstbewusstsein sind gering ausgeprägt. Diese Menschen sind sehr schnell verunsichert, gehen generell vom Schlimmsten aus und fallen durch ihren Pessimismus auf.

Viele Emetophobiker kennen diese Zukunftsängste leider zu gut. Da ist vor allem die Angst davor, sich übergeben zu müssen. Wenn man sich wegen eines Infekts übergibt, dann kann man diese Abwehrreaktion des Körpers nicht stoppen oder kontrollieren, es passiert einfach. Die Angst davor, die Kontrolle über den Körper zu verlieren, befeuert die Zukunftsangst zusätzlich.

Die Angst vor Übelkeit und Erbrechen geht mit der Angst, sich mit einem Magen-Darm-Virus anzustecken, einher und ist dauerhaft präsent. Auch die Angst davor, etwas Schlechtes zu essen, und es nicht zu vertragen, ist eine typische zukunftsorientierte Angst von Emetophobikern, ebenso wie die Sorge vor Reiseübelkeit, die Flug- oder

Schiffsreisen in den Urlaub schier unmöglich macht. Junge Mütter ängstigen sich zudem davor, dass ihr Kind sich im Kindergarten oder in der Schule mit einem Virus anstecken und sich übergeben könnte. Die negativen Zukunftsgedanken der Emetophobiker drehen sich also immer um die Angst vor Kontrollverlust sowie davor, sich übergeben zu müssen.

SPURENSUCHE 1: URSACHEN DER EMETOPHOBIE

Wie bei den meisten psychischen Störungen gibt es auch für die Emetophobie keine konkrete, wissenschaftlich nachgewiesene Klärung der Ursachen für ihre Entstehung. Es handelt sich höchstwahrscheinlich – wie bei Angsterkrankungen im Allgemeinen – um eine Verknüpfung von genetischer Vordisposition, möglichen traumatischen Ereignissen und der Konditionierung von gelerntem Verhalten.

Vielleicht gibt es bei Ihnen auch ein oder mehrere belastende Ereignisse und Situationen, die im Zusammenhang mit dem Erbrechen stehen. Das kann ein eigenes Erlebnis sein, wie z. B. das Durchstehen eines Magen-Darm-Infekts oder auch das Miterleben einer Situation, in der sich jemand übergeben hat, z. B. im Kindergarten, in der Schule oder auf einer Schiffsreise. Das Erlebnis kann bewusst oder unbewusst sein.

Natürlich entwickelt nicht jeder Mensch nach einer solchen Erfahrung eine Phobie. Die meisten vergessen das Erlebte schnell wieder und denken nicht weiter darüber nach. Das macht es zusätzlich schwer, weil so ziemlich jeder Bekannte oder Freund in Ihrem Umfeld eigene Erfahrungen mit Erbrechen hat und somit auch etwas zu diesem Thema sagen kann. Vermutlich stoßen Sie bei Verwandten und Bekannten, Kollegen und Freunden deshalb häufig auf Unverständnis, wenn Sie versuchen, ihnen Ihre Symptome zu erklären.

Nach meiner Erfahrung in der Praxis hat die Entstehung der Emetophobie zwei Hauptursachen: das traumatische Erlebnis und angstmachende Gedanken. Manchmal sind diese beiden Auslöser noch zusätzlich miteinander verwoben oder auch ganz oder in Teilen im Unterbewusstsein verborgen. Persönlichkeitsmerkmale, negative Glaubenssätze und Konditionierungen bilden eine zusätzliche Grundlage für das Ausbilden der Angst.

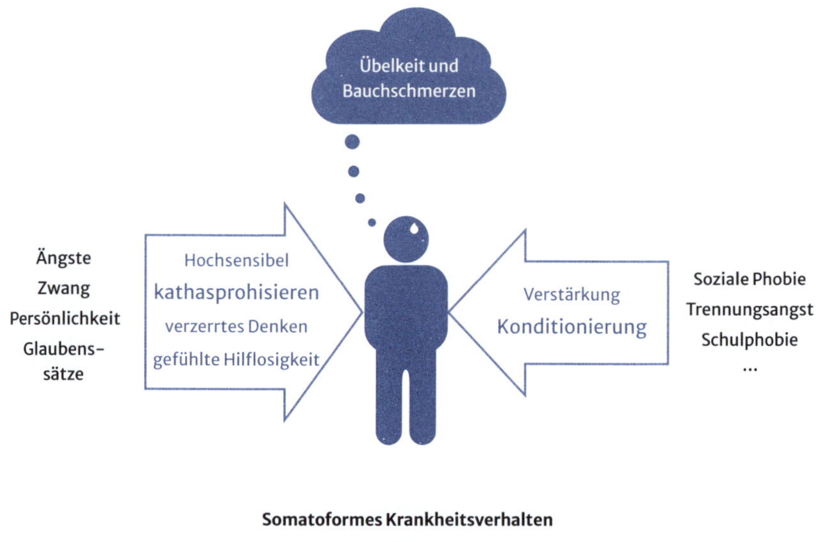

Das Zusammenspiel der verschiedenen Einflussfaktoren der Emetophobie

Traumatisches Erlebnis

Die erste Ursache für eine Emetophobie kann ein belastendes Ereignis oder ein traumatisches Erlebnis aus der Vergangenheit sein. Das kann eine einzige oder können auch mehrere belastende Situationen sein. Diese sind meist in der Kindheit verankert oder liegen schon Jahre zurück und sind mit Angstgefühlen oder Panik verknüpft worden. Diese Ereignisse sind dem Betroffenen oft gar nicht mehr bewusst und längst in Vergessenheit geraten. Die erste Angstattacke kommt dann zu einem späteren Zeitpunkt häufig „wie aus dem Nichts". Kommt Ihnen das bekannt vor?

Rückblickend haben Sie dann vielleicht festgestellt, dass die erste Attacke doch nicht einfach so aus dem Nichts, sondern in einer für Sie belastenden privaten oder beruflichen Situation aufkam. Dabei kann es sich z. B. um eine schwierige Prüfung oder eine familiäre Belastungssituation handeln, durch die Ihre psychische Widerstandskraft zu diesem Zeitpunkt herabgesetzt wurde. In den allermeisten Fällen wird die Phobie dann durch ein Triggerereignis ausgelöst, das das ursprüngliche traumatische Erlebnis erneut aktiviert.

Beim Stichwort Trauma denken wir oftmals an ganz schreckliche Dinge wie Autounfälle oder andere schwerwiegende Geschehnisse. Das ist aber nur bedingt richtig. Bei einem Trauma muss nicht zwangsläufig eine große Katastrophe der Auslöser sein. Der Begriff Trauma bedeutet erst einmal lediglich „Verletzung". Ein seelisches Trauma ist somit eine seelische Verletzung und kann die Folge von einem außergewöhnlich belastenden Erlebnis sein.

Manche dieser Erlebnisse speichert der Köper als eine sogenannte „Körpererinnerung" ab. Dabei erlebt das Bewusstsein etwas, das es nicht versteht, schiebt dieses Erlebnis in den Köperspeicher und macht daraus ein körperliches Symptom. Diesen Prozess nennt man auch Verdrängung. Verdrängung ist ein seelischer Abwehrmechanismus, der uns hilft, überflüssigen Ballast abzuwerfen. Es ist ein natürlicher Vorgang, der bei allen Menschen auftritt. Diese Körpererinnerungen werden dann meistens viele Jahre später durch bestimmte Ereignisse (Trigger) neu aktiviert.

Trigger holen Körpererinnerungen zurück

Das Wort Trigger kommt ursprünglich aus der Elektronik. Ein Trigger in der Elektronik ist eine Schaltung, die bei einem auslösenden Ereignis einen Impuls, den sogenannten Triggerimpuls, erzeugt. Das Wort kommt – wie so häufig im Neudeutschen – aus dem Englischen und bedeutet „Auslöser".

Trigger bei einer Angststörung sind also Bilder, Wörter, Gefühle, Gerüche, Situationen oder Gedanken, die Angst und Panikattacken auslösen können. Durch den Trigger ist der Köper in der Lage, bestimmte Körpererinnerungen wiederherzustellen.

Für Trigger gibt es ebenfalls positive Beispiele, die Sie sicherlich auch kennen. Beispielsweise bei bestimmten Gerüchen: Mich kann der Geruch von Lebkuchen sofort in eine weihnachtliche Stimmung versetzen. Oder ich rieche einen bestimmten Bratenduft und fühle mich in meine Kindheit zurückversetzt, zurück auf die Eckbank in der Küche der Großeltern in Norddeutschland.

Oder auch Musik: Sie sind zu Hause oder unterwegs und im Hintergrund läuft das Radio. Musik wird gespielt, der Radiosprecher plappert. Das Radio läuft einfach, ohne dass Sie aktiv zuhören. Ihr Unterbewusstsein schnappt dann ein paar Takte eines bestimmten Liedes auf und schwupp, ohne bewusst darüber nachzudenken, sind Sie in dem guten Gefühl von früher. Der Grund dafür ist, dass genau die Musik läuft, zu der Sie in Ihrer Jugend z. B. viel getanzt oder Ihren ersten Kuss bekommen haben, und das haben Sie positiv im Körper abgespeichert. Der Klang „triggert" diese alte Erinnerung – vielleicht sogar ein bestimmtes Ereignis, das Ihnen gar nicht unbedingt bewusst ist.

Diese Körpererinnerungen können die Summe von Wahrnehmungen (wie z. B. sehen, hören, schmecken und riechen), Emotionen und Bewegungsmustern sein. Positive Körpererinnerungen stören uns selten – es sei denn, Sie finden die Musik von früher heute vielleicht peinlich.

In der Psychologie spricht man bei Körpererinnerungen auch von *Imprints*. Negative Erinnerungen und Erfahrungen können in der Kindheit aufgrund mangelnder Ressourcen nicht adäquat verarbeitet werden und werden daher als Körpererinnerung abgespeichert. Oftmals liegt dieser *Imprint* viele Jahre im Unterbewusstsein und nichts passiert. Bleibt die Verarbeitung der Erfahrung problematisch, kann das langfristig traumatisierend sein. Es kann zu einem späteren Zeitpunkt zu einer Aktivierung dieser Erinnerung kommen und in der Folge zu einer Überbewertung.

Wie die positive Erinnerung an die Küche meiner Großmutter durch den Bratenduft als „positiver Film" abgelegt wurde, so gibt es im Gegenzug auch „negative Filme", die bei einer Angstreaktion wie in einer Dauerschleife getriggert werden. Das Ganze läuft vollständig im Unterbewusstsein ab, was es zusätzlich erschwert, der eigentlichen Ursache für die Angststörung auf die Spur zu kommen.

Ihnen ist vielleicht *bewusst*, dass es eine unnötige Angst ist, aber das Gefühl bleibt im *Unterbewusstsein* dennoch bestehen. In Ihnen brodelt also die Angst, sich zu übergeben oder mit anzusehen, wie sich jemand anders übergibt, aber woher genau diese irrationale Angst kommt, das ist Ihnen vermutlich nicht bekannt.

Welche Trigger-Auslöser gibt es?

Grundsätzlich sind Trigger überall, tagtäglich und vielseitig vorhanden. Ob im wahren Leben oder in den Medien, im Fernsehen oder auf Social-Media-Kanälen.

Menschen erleben die Welt durch ihre Sinnesorgane. Unsere Wahrnehmungskanäle sind die Augen, die Ohren, der Tastsinn, unsere Nase sowie die Geschmacksnerven. Beobachten Sie im folgenden Text, über welchen Kanal Sie Ihre Umwelt am ehesten wahrnehmen. Sind Sie ein visueller Typ, dann nehmen Sie Ihre Umwelt überwiegend über Bilder wahr, die Sie auch besonders gut erinnern. Oder ist Ihr auditiver Sinn besonders sensibel? Dann erkennen Sie Menschen häufig besonders gut an ihrer Stimme, z.B. am Telefon. Vielleicht gehören Sie auch zu der Gruppe der sogenannten Kinästheten, d.h. Sie haben ein ausgesprochenes Feingefühl für Ihre Körperwahrnehmungen.

Einige immer wiederkehrende Trigger möchte ich Ihnen gerne vorstellen, damit Sie wissen, worauf Sie bei Ihrer Spurensuche besonders achten können.

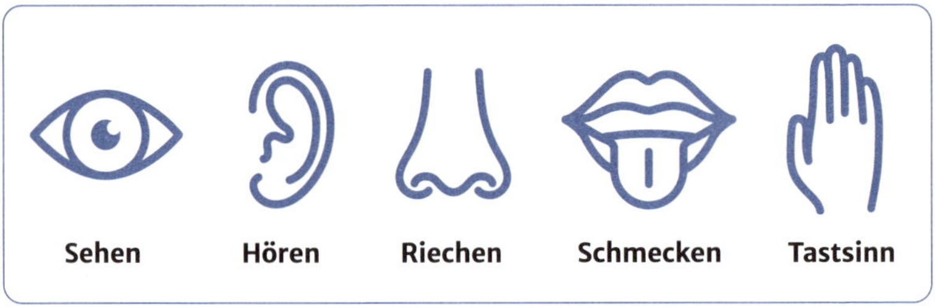

Unsere fünf Sinneskanäle

Sehen – Bilder: Bei Emetophobikern können Bilder Trigger sein, z.B. andere Menschen oder Tiere, die sich übergeben. Sie kennen das vermutlich: Auch nach einem Volksfest Erbrochenes auf der Straße zu sehen, reicht aus, um in Panik zu verfallen. Es gibt zudem bestimmte Nahrungsmittel, die Erbrochenem sehr ähnlich sehen (Linsensuppe, verschütteter Kaffee o.Ä.). Auch Bilder im Fernsehen, in Zeitschriften oder im Internet können ein Auslöser sein. Oder ein Schild an der Kita mit der Nachricht, dass aktuell ein Magen-Darm-Virus umgeht – das reicht häufig schon aus, um die Panikkaskade in Gang zu setzen.

Hören – Worte, Geräusche: Viele reagieren mit Angst und Panik auf Worte und Geräusche. Haben Sie zum Beispiel schon einmal vom „bösen K-Wort" gehört? Wörter wie „Kotze" oder „Brechen" werden nach Möglichkeit vermieden, da sie ein starker Trigger sind. Weitere Auslöser einer Panikattacke sind Radioberichte über einem Magen-Darm-Virus, das Wort Norovirus, das platschende Geräusch von Wasser, das aus einem Eimer gekippt wird, eine Mutter am Telefon, die von der Erkrankung ihres Kindes spricht, oder auch entsprechende Unterhaltungen beim Kinderarzt.

Auch Würgen, Aufstoßen, Räuspern, Hüsteln und Magenknurren bei anderen Menschen werden sehr sensitiv wahrgenommen und sind ebenfalls mögliche Trigger. Ich habe im Laufe der vielen Behandlungen festgestellt, dass Mütter von besonders geräuschempfindlichen Emetophobikern in der Schwangerschaft häufig sehr stark unter Schwangerschaftsübelkeit und Erbrechen gelitten haben. Aus diesem Grund gehört die Frage nach dem Befinden der eigenen Mutter während der Schwangerschaft zu meinen Standardfragen im Erstgespräch. Wenn Sie also besonders stark auf Geräusche reagieren, dann erkundigen Sie sich bei Ihrer Mutter nach dem Schwangerschaftsverlauf.

Gefühle: Vielleicht gehören auch Sie zu den Betroffenen, die sehr sensibel in ihren eigenen Körper hineinfühlen. Kleinste Regungen im Magen oder Darm werden wahrgenommen und triggern die Phobie. Das kann ein Magengrummeln sein, ein Völlegefühl, Darmgeräusche oder ein leichtes Unwohlsein. Vielfach wird hier auch das Gefühl von Hunger fehlinterpretiert, das dann zum Trigger wird. Diese Fehlinterpretation des Hungers ist unter anderem ein Grund für die oft massive Gewichtsabnahme während dieser Erkrankung.

Riechen: Üble Gerüche, stark riechender Käse, Parmesan oder aber auch Gerüche von Lebensmitteln, die mit einem unguten Erlebnis in einen direkten oder indirekten Zusammenhang gebracht werden, können Angst und Panik auslösen.

Schmecken: Ein saurer Geschmack im Mund, der Geschmack beim Aufstoßen, saure Suppen wie Linsensuppe sowie alle Geschmacksrichtungen, die bewusst oder unbewusst mit einem negativen Erlebnis verbunden werden, sind typische Trigger bei einer Emetophobie.

Situationen – Gegenstände: Auslösende Situationen sind unzählig und vielfältig und müssen nicht ursächlich mit der Phobie in Zusammenhang stehen. Wie bei Laura, der jungen Frau mit der Wespenphobie, deren Geschichte Sie im Kapitel „Die Angst ist im Gehirn programmiert" finden. Situationen und Gegenstände, die eine Angstreaktion auslösen können, sind für jeden individuell. Hier kann eine (Selbst-) Hypnose dabei helfen, die genaue Ursache zu finden.

Hildegard, 43 Jahre

Ich war vielleicht zehn oder zwölf Jahre alt, als alles begann. Meine Mutter hat sich oft übergeben, zu oft. Früher hatte das Ganze vielleicht noch keinen Namen – zumindest nicht in unserer Familie –, heute hieße es wohl Bulimie.

Ich war so ohnmächtig und hilflos und konnte es einfach nicht aushalten, wenn sich meine Mutter übergeben hat. Diese Angst, ja Panik, begleitet mich seither. Zuerst begrenzt auf das eigene Zuhause, später breitete sie sich immer mehr aus, bis ich als junge Erwachsene alle Situationen vermieden habe, in denen sich jemand hätte übergeben können. Hier machte ich meine erste Therapie. Wirklich geholfen hat sie allerdings nicht. Es wurde zwar etwas besser, aber mein Vermeidungsverhalten blieb.

Irgendwann stand die Frage der eigenen Familienplanung im Raum. Ich war mir sicher, dass ich das schaffen würde, schließlich ist es ja das eigene Kind und mein bzw. unser größter Wunsch. Und so kam es dann auch. Die Schwangerschaft verlief gut; ich hatte keine Probleme, selbst mal zu erbrechen. Auch das Spucken als Baby war gar kein Problem, selbst das wirkliche Übergeben habe ich zu meiner eigenen Überraschung mit Bravour gemeistert.

Bis sich, als meine Tochter ca. fünf Jahre alt war, so ein fieser Magen-Darm-Virus wie aus dem Nichts heranschlich und meine Tochter sehr lange und qualvoll erbrechen musste. Plötzlich bekam meine Tochter Angst, dass sie sich wieder übergeben müsse. Ich habe so gut es geht versucht, ihr beizustehen und sie zu begleiten, aber innerlich haben mich diese Situationen immer wieder so sehr getriggert, dass ich nur noch die Bilder im Kopf hatte, wie sie sich beim Übergeben gequält hat und wie hilflos wir beide im Endeffekt waren. Ich konnte in solchen Situationen leider auch nicht ausweichen bzw. auf meinen Partner zurückgreifen, denn dieser verstarb damals plötzlich, als ich mit unserer Tochter hochschwanger war. Jeder neue Magen-Darm-Virus, den wir natürlich mindestens ein- bis zweimal im Jahr mitnahmen, fachte meine Phobie aufs Neue und immer stärker an, bis irgendwann mein ganzes Leben nur noch aus der Angst bestand, dass sich meine Tochter übergeben könnte.

Ich habe in all den Jahren immer wieder versucht, Hilfe zu bekommen, wurde aber nur belächelt oder mir wurde gesagt, dass ich mich zusammenreißen solle und man mir leider nicht helfen könne. Ich fühlte mich so hilflos und ausgeliefert und konnte die Erziehungsaufgaben für meine Tochter immer weniger wahrnehmen, weil die Angst mich so lähmte.

Dann stieß ich bei meiner Recherche auf Frau Effmert und ihre spezielle Behandlungsform. Durch die Hypnosetherapie bin ich der Krankheit noch mal ganz anders begegnet und konnte einiges loslassen. Aber ich habe auch ‚Handwerkszeug' mitbekommen, mit dem ich zu Hause weiter üben konnte. Denn die Phobie gehört leider immer noch zu meinem Leben, aber durch die Behandlung von Frau Effmert ist vieles leichter und erträglicher geworden und somit in den Hintergrund gerückt.

Angstauslösende Gedanken

Werfen wir nun einen Blick auf den anderen Hauptauslöser der Emetophobie: ängstliche Gedanken. Das kann z. B. die Sorge vor den Symptomen einer Magen-Darm-Grippe sein. Sie kennen mit Sicherheit diese ständig wiederkehrenden negativen Gedanken, durch die Sie sich immer weiter in die Angst hineinsteigern. So werden die eigenen Gedanken zum eigentlichen Auslöser der Panik.

Immer wieder drehen sich die Gedanken im Kreis, bis hin zur Erschöpfung, in nicht enden wollenden Gedankenschleifen. Das ist sehr kräftezehrend und energieraubend und meistens ohne Ergebnis. Wenn Ihre Gedanken Sie nicht mehr zu einer möglichen Lösung führen, sondern sich immer wieder wiederholen, dann können Sie lernen, sie zu stoppen.

Wenn Sie sich im Klaren darüber sind, über welchen Sinneskanal Sie Ihre Um- und Innenwelt überwiegend erleben (mehr dazu ab Seite 77), dann können Sie gezielt Sinnesreize oder Signale auf den entsprechenden Kanälen einsetzen, um diese Endlosschleifen anzuhalten.

Das kann bei visuellen Menschen ein imaginäres Stoppschild sein; auditive Signale sind z. B. in die Hände zu klatschen oder laut „Stopp!" zu rufen. Wenn Betroffene eher haptisch veranlagt sind, dann hilft häufig ein fester Griff, um die Gedanken zu stoppen. Emetophobiker, die überwiegend über ihren Geruchs- oder Geschmacksinn wahrnehmen, können an Lavendelöl riechen oder einen scharfen Pfefferminzbonon bzw. einen Eiswürfel lutschen. Zusätzlich zu diesen bekannten und vielfach praktizierten Techniken habe ich in meiner Praxis eine eigene Methode entwickelt – die Effmert®Methode –, um das individuelle System der Gedanken zu entschlüsseln, zu kontrollieren und damit passgenau und individuell positiv zu verändern. Dazu setze ich eine besondere und nach meiner Erfahrung sehr effektive Übung ein. Diese finden Sie im Kapitel „Das Gedankensystem verändern" ab Seite 160.

Zum Hintergrund: Wenn Ihre endlosen Gedanken einsetzen, dann läuft das nicht im Bewusstsein ab, wie es z. B. der Fall wäre, wenn Sie eine Mathematikaufgabe zu lösen haben. Stattdessen kann Ihr Gehirn diese Gedanken halb- oder vollautomatisch ohne Ihr Bewusstsein abrufen oder in Gang setzen. Meine Patienten haben mir das oft folgendermaßen beschrieben: „Die Gedanken kommen einfach über mich, sie sind plötzlich aus dem Nichts da."

Aus dem Nichts kommen die Gedanken natürlich nicht. Jedoch hat sich das Gehirn für mehr „Arbeitsleistung" ein eigenes System geschaffen – einen Automatismus, der die Gedankenschleife in Gang setzt, wann immer es einen Anlass oder Auslöser dafür gibt. Dieser Anlass kann tatsächlich auch ein eigener Gedanke sein. Das bedeutet, Sie fangen zunächst bewusst an zu denken, und dann springt der Automatismus an.

Vielleicht hilft Ihnen ein Beispiel aus dem Freizeitsport, um diesen Automatismus etwas besser zu verstehen: Jogger berichten davon, dass sie die ersten Kilometer ganz bewusst laufen, und irgendwann kommen sie dann in einen sogenannten *Flow* – dann laufen sie einfach immer weiter. Sportmediziner haben festgestellt, dass dieses Ereignis nach ca. 40 Laufminuten einsetzt.

Ihr Gehirn ist von Natur aus auf Effizienz programmiert. Das erschaffene System dient dazu, diese negativen Gedanken blitzschnell abzurufen, denn sie aktiv und bewusst zu denken, wäre für Ihr Gehirn viel zu anstrengend und würde wertvolle Energie sowie Ressourcen kosten.

Bei der Bearbeitung des von mir als „System der Angstgedanken" bezeichneten Phänomens geht es also tatsächlich nicht darum, *was* genau Sie denken, sondern darum, wie das System aussieht, das diese Gedanken abrufen kann. Dabei habe ich es in der Praxis wirklich noch nie erlebt, dass das Gehirn eines Angstpatienten auf kein System zurückgreift. Die gute Nachricht ist also, dass Sie Ihr persönliches negatives Gedankensystem dauerhaft verändern können.

Das hört sich alles zunächst vermutlich sehr abstrakt an, aber ich möchte Sie ermutigen, sich des Themas anzunehmen und erst einmal weiterzulesen, auch wenn Sie vielleicht noch nicht auf Anhieb alles nachvollziehen können.

Susan, 35 Jahre:

Ich lebe bereits seit vielen Jahren mit einer Emetophobie, die allerdings im Laufe der Zeit immer schlimmer geworden ist, da ich mich immer mehr eingeschränkt habe. Es war ein schleichender Prozess, bei dem ich nach und nach immer mehr Aktivitäten für mich ausgeschlossen habe: keine Freizeitparkbesuche, keine Kirmes, kaum Alkohol, kein Feierngehen, keine Bootstouren, extreme Hygiene etc. All das, um Situationen aus dem Weg zu gehen, in denen sich jemand anders übergibt oder ich mich übergeben muss oder gar einen Magen-Darm-Infekt bekomme.

Besonders vor dem Schlafengehen kreisten meine Gedanken um dieses Thema. Ich beschreibe es gerne wie die Szene, in der bei Harry Potter die Hogwarts-Briefe in den Speisesaal flattern. Als dann letztes Jahr ein hartnäckiger Magen-Darm-Infekt durch meine Familie ging, bei dem sich über Wochen einer nach dem anderen angesteckt hatte, wusste ich, dass ich etwas gegen die Emetophobie tun musste. Ich war wochenlang extrem angespannt, aß kaum etwas und fühlte mich krank, ohne mich selbst angesteckt zu haben. Also suchte ich Unterstützung bei Frau Effmert, die mir dabei half, die negativen Gedanken loszuwerden, und mir viele hilfreiche Tipps gab, wie ich mich selbst therapieren kann.

Jedes Gedankensystem ist einzigartig: ein Gedankenkreis, ein Gedankenkarussell, eine Spirale, eine Wolke, ein Zylinder, eine Bahn oder wie bei Susan oben beschrieben ein Wirbel aus unzähligen Gedankenbriefen. Es kann von rechts nach links oder von oben nach unten führen oder aus einer ganz anderen Richtung kommen. Haben Sie dieses System einmal erkannt, können Sie es gezielt auflösen.

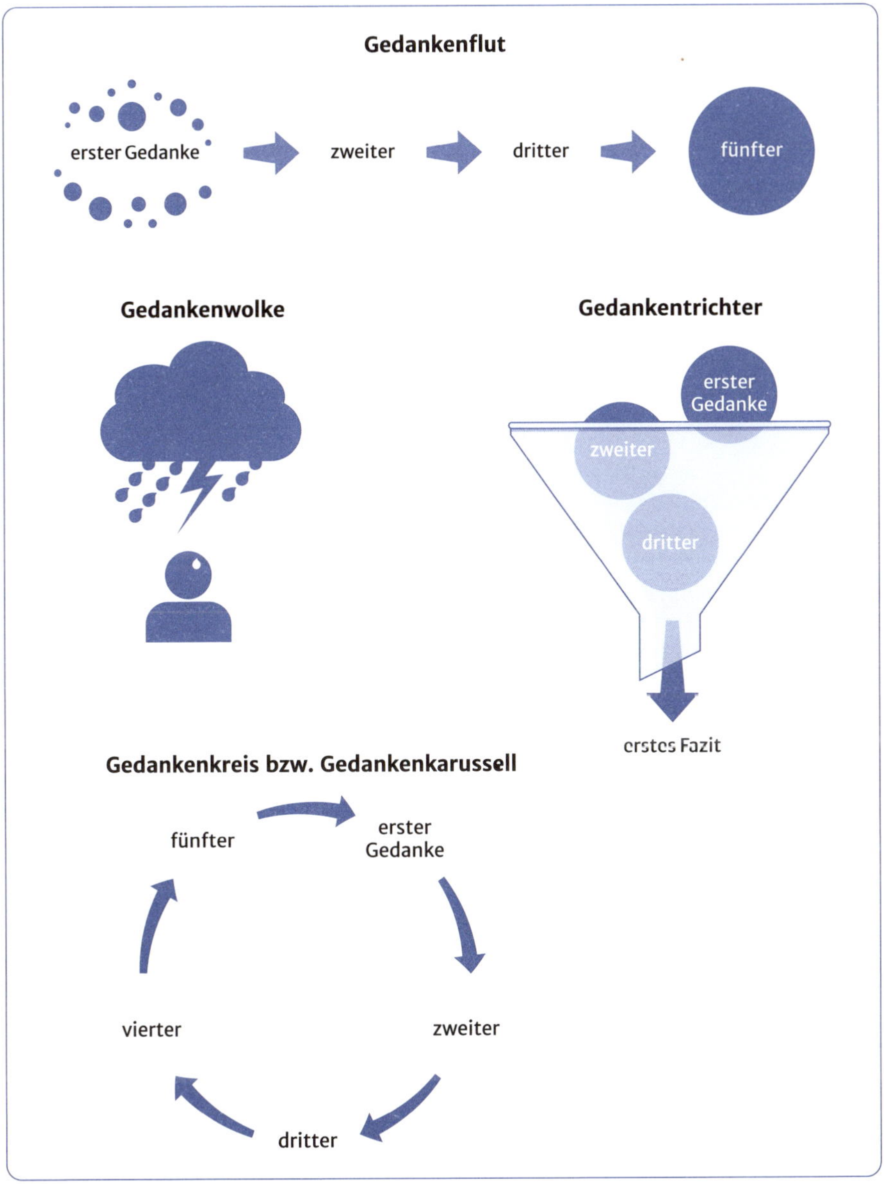

Vier Beispiele für Gedankensysteme

Sehr gut funktioniert das mithilfe der Hypnose. Auf den Seite 138 ff. und 160 finden Sie eine genaue Anleitung, mit der Sie Ihre Ängste zu Hause ganz leicht bearbeiten können, damit Ihr Unterbewusstsein eine Lösung finden kann, um das System anzuhalten und zu verändern. Wie das aussehen kann, sehen Sie an dem folgenden Beispiel aus der Praxis:

Angela, 48 Jahre

Ich kämpfe seit über 30 Jahren mit Emetophobie. Mehrere Therapien halfen mir zwar dabei, die Angst zu verstehen, ich schaffte es aber nicht, sie zu bewältigen. Frau Effmerts Ansatz, der Emetophobie mit Hypnose zu begegnen, war für mich die letzte Hoffnung. Als sie beim zweiten Termin fragte, wie mein Angst-Gedanken-System funktionierte, war ich überrascht. So etwas hatte mich noch keiner der Therapeuten zuvor gefragt. Aber ich konnte es genau beschreiben:

Zuerst ist es ein Trigger, und danach beginnt das Gedankenkarussell. Die Angst schwappt aus meinem Bauch in Form eines dunkelbraunen wütenden Sandsturms nach oben durch meinen Körper. Er vernichtet dabei alles, was sich nach Zufriedenheit, Gelassenheit oder Glück anfühlen könnte. Hat er es bis nach oben zu meinem Kopf geschafft, ist mein gesamter Körper wie gelähmt. Ich bin zu nichts anderem mehr in der Lage, als gebetsmühlenartig die Trigger-Information (zum Beispiel, dass jemand in unserem Umfeld Magen-Darm-Grippe hat) zu verarbeiten. Dann suche ich verzweifelt nach einem Ausweg (‚Ach, wir haben uns doch gar nicht gesehen – wir hätten es sonst auch schon längst haben müssen …‘), um anschließend nur noch mehr von der Angst durchfahren zu werden als zuvor – denn keine rationale Erklärung hilft gegen diese Angst.

In der Hypnose war es meine Aufgabe, mir vorzustellen, wie ich den dunkelbraunen Sandsturm aufhalten und verschwinden lassen kann. Es war sonderbar, fast als wäre es schon immer da gewesen: Ich schlug meine Hände im Zentrum des Sturms in die braune Masse, stemmte mich mit den Füßen dagegen und brachte alles zum Stehen. Dann schob ich in die ent-

gegengesetzte Richtung an der Masse entlang und mit einem Wirbelsturm wurde sie erst weiß und flog dann davon. Unmittelbar setzte ein Gefühl der Gelassenheit ein.

Seit der Hypnosesitzung habe ich schon einige Situationen erlebt, die in der Vergangenheit sofort mein Gedankensystem aufgeweckt hätten. Aber nichts ist passiert. Und ich hoffe, dass das so bleibt.

In der Praxis lade ich bei Kindern und Jugendlichen die Eltern zu der entsprechenden Übung mit ein. Der Vater oder die Mutter dürfen also, wenn es das Kind erlaubt, dabei sein, wenn wir das System entschlüsseln, und können so herausfinden, ob sie vielleicht selbst auch ein System haben. Das Ergebnis sind oft verblüffte Eltern, die überhaupt nicht verstehen, was ich sie frage, sowie zufriedene Kinder, die ihr System plötzlich erkennen und sich freuen, dass sie nun genau wissen, wie diese verstörenden Gedanken in ihren Kopf kommen.

Verstärkung und Generalisierung der Angst

Grundsätzlich kann man sagen, dass jede Angststörung eine Tendenz hat, sich zu generalisieren. Das bedeutet, zunächst gibt es eine Angst, z.B. vor einer bestimmten Situation oder einem Lebensmittel. Durch die ständige Beschäftigung mit dieser Angst überträgt sie sich dann auf andere Situation im Leben oder auf andere Nahrungsmittel. Das wiederum verstärkt die Angst und die Einschränkungen werden größer. Im Verlauf der Angsterkrankung gibt es dann Faktoren, die ein Abklingen des Zustandes möglicherweise weiter verhindern und die psychische Störung zusätzlich aufrechterhalten. Wir schauen uns jetzt gemeinsam einige dieser Faktoren an.

Durch besondere Zuwendung

Faktoren zur Aufrechterhaltung der Angst können unter anderem die positive Rückkopplung sowie Reaktionen im Beziehungsumfeld sein. Wenn Sie zum Beispiel wegen der Erkrankung besondere Zuwendung und Aufmerksamkeit erfahren und Ihr Partner aus Rücksicht beispielsweise Aufgaben im Haushalt und die Kinderbetreuung übernimmt, dann kann das dazu führen, dass bei Ihnen unbewusst ein Belohnungssystem in Gang gesetzt wird. So bekommen die Panikattacken plötzlich etwas Positives, und Ihr Gehirn verbucht das Mitgefühl Ihres Umfeldes als Belohnung für die Emetophobie.

Man spricht hier auch von dem sogenannten „sekundären Krankheitsgewinn“, der die Symptome stabilisieren kann. Das klingt vielleicht paradox, aber gerade bei psychischen Erkrankungen ist dieser negativ stabilisierende Faktor auf jeden Fall mit zu berücksichtigen. Deshalb nehmen Sie sich einen Augenblick Zeit und überlegen Sie, welche Vorteile diese Krankheit für Sie ganz persönlich haben könnte:

- Gibt es unangenehme Arbeiten oder Aufgaben, die Sie wegen der Krankheit nicht erledigen müssen?
- Erhalten Sie Aufmerksamkeit oder Zuwendung, die Sie sonst nicht bekämen?
- Gibt es Konflikte oder andere Auseinandersetzungen, denen Sie sich aufgrund der Emetophobie nicht stellen müssen?

Diese Fragen sind für Sie vielleicht unerwartet, aber die Vorteile der Emetophobie können so stark sein, dass man unbewusst an dieser Krankheit festhält – so unangenehm die Symptome auch sind. Sie werden erst dann weiterkommen, wenn Sie sich trauen, die dahinterstehenden Probleme aufzudecken, zu erkennen und zu lösen.

Erkrankte Kinder werden häufig von den Eltern von der Schule abgeholt oder dem Schulbesuch freigestellt. Zudem dürfen sie nachts wieder im Bett der Eltern schlafen – sie erhalten sich über ihre Emetophobie ein Alleinstellungsmerkmal in der Familie. Deshalb ist es wichtig, bei der Behandlung von Kindern und Jugendlichen die Eltern miteinzubeziehen.

Durch erhoffe Heilung mittels Medikamenten

Haben Sie bereits Erfahrungen mit Medikamenten gemacht? Manche Betroffene können die Vielzahl der Symptome oder die Häufigkeit der Angstattacken nicht mehr aushalten und nehmen deshalb Medikamente ein. Deren Wirkstoffe helfen jedoch nur für eine begrenzte Zeit.

Manchmal ist es sicherlich notwendig, auf Psychopharmaka zurückzugreifen – vor allem dann, wenn es darum geht, die Möglichkeit zu einer Therapie überhaupt erst herzustellen. Fakt ist aber auch, dass Medikamente allein weder zu einem langfristigen Abbau der Angst führen noch die Ursachen der Phobie bekämpfen.

Angst und Panikattacken werden, wie wir bereits wissen, durch unterschiedliche Bedingungen ausgelöst, die sich im Verlauf der Erkrankung wechselseitig beeinflussen (siehe Schaubild auf Seite 74). Manchmal kommen zusätzlich ernährungsbedingte Thematiken hinzu, auf die ich deshalb an dieser Stelle kurz hinweisen möchte.

Starke Blutzuckerschwankungen, individuelle Nahrungsmittelunverträglichkeiten, eine Überwucherung der Darmflora mit dem Hefepilz Candida albicans sowie akuter Vitamin-D-Mangel können die Anfälligkeit für Angstzustände und deren Ausmaß erheblich beeinflussen. Diese Ursachen sollten unbedingt medizinisch abgeklärt werden.

Vitamine, Mineralstoffe und Aminosäuren: kleine Helfer mit großer Wirkung

Ich selbst arbeite mit der grünen Power der Naturmedizin. Im Falle von Ängsten und Phobien habe ich sehr gute Erfahrungen mit der unterstützenden Gabe von Mineralstoffen, bestimmten Aminosäuren und B-Vitaminen gemacht. Die Basis meiner Empfehlung ist Neuro-5-Hydroxytryptophan in Verbindung mit Vitamin-B-Komplexen sowie die Einnahme von darmfreundlichen Bakterien. Andere Vital- und Mikronährstoffe ergänzen diese Grundversorgung. Ich möchte Ihnen hier die wichtigsten „kleinen Helfer" kurz vorstellen.

Calcium: 99 Prozent des Minerals werden für einen gesunden Knochenaufbau verwendet. Das restliche Prozent sorgt für die richtige Arbeitsweise der Muskeln, des Gehirns, des Herzens und vieler anderer Körperfunktionen. Das Mineral ist unerlässlich für eine gesunde Nervenfunktion.

GABA (Gamma-Amino-Buttersäure): GABA ist ein wichtiges Signalmolekül und hat eine beruhigende und entspannende Wirkung. Es sollte deshalb vorzugsweise abends vor dem Einschlafen eingenommen werden.

Glutamin: Es ist nachgewiesen, dass Glutamin die Konzentrations- und Lernfähigkeit bei Kindern erhöht und allgemein für eine harmonische und ausgeglichene Stimmung sorgt.

Magnesium: Magnesium unterstützt die Nerven- und Muskelfunktionen im Körper. Mehr als 300 (!) verschiedene Enzyme benötigen Magnesium zur Produktion. Die benötigte Menge können wir mit unserer durchschnittlichen Ernährung oft nicht aufnehmen.

Exkursion: Die Aminosäure 5-HTP und ihre unterstützende Wirkung bei Neurostress

Bei anhaltendem Stress, erhöhter innerer Anspannung und angstassoziierten Beschwerden empfehle ich in meiner Praxis begleitend seit vielen Jahren die Aminosäure 5-Hydroxytryptophan (5-HTP). Sie wird aus den Samen der afrikanischen Schwarzbohne (Griffonia simplicifolia) gewonnen und ist eine natürliche Vorstufe von Serotonin und Melatonin.

5-HTP kann die körpereigene Serotoninbildung unterstützen und so einen positiven Einfluss auf die emotionale Stabilität haben. Ein ausgeglichener Serotoninspiegel ist zudem eine wichtige Voraussetzung für eine gesunde Melatoninbildung, die wiederum eine zentrale Rolle bei der Regulation des Schlaf-Wach-Rhythmus spielt.

In meiner Praxis empfehle ich bevorzugt hochwertige Kombinationspräparate, bei denen 5-HTP sinnvoll ergänzt wird. Bewährt haben sich dabei Produkte aus der Biogena-Zusammenarbeit, insbesondere Griffonia 50 Serolution sowie 5-Hydroxytryptophan 100. Wichtig ist mir der gleichzeitige Einsatz von B-Vitaminen, da diese als notwendige Cofaktoren an der Umwandlung von 5-HTP zu Serotonin beteiligt sind. Insbesondere Vitamin B6 spielt eine zentrale Rolle.

Wichtig: 5-HTP darf nicht gleichzeitig mit serotonergen Psychopharmaka (z. B. SSRI oder SNRI) eingenommen werden. Die Einnahme sollte grundsätzlich individuell abgestimmt und fachlich begleitet erfolgen.

Vitamin B1 (Thiamin): Wie alle B-Vitamine ist auch das Vitamin B1 wichtig für die Funktion des Nervensystems. Es hilft Kindern gegen Reisekrankheit und verbessert zudem die Lernfähigkeit. Es fördert die positive Grundeinstellung und ist somit eine unverzichtbare Unterstützung bei der Bewältigung von belastenden Situationen, Angstzuständen, Phobien und Traumata.

Vitamin B3 (Niacin): Niacin wird wegen seiner beruhigenden Wirkung erfolgreich bei Essstörungen (Bulimie und Anorexie) und auch bei Angstzuständen eingesetzt.
Vitamin B12: Dieses Vitamin unterstützt die Nervenfunktionen und die Bildung von roten Blutkörperchen. Die Verfügbarkeit von B12 im Körper hängt von einer Substanz im Magen ab, dem sogenannten „*Intrinsic Factor*". Weil viele Emetophobiker wegen der Übelkeit Medikamente für den Magen nehmen, bilden sie weniger von dieser Substanz und entwickeln deshalb einen B12-Mangel.
Folsäure: Folsäure steigert zusammen mit den anderen B-Vitaminen den Appetit und gibt neuen Schwung. Bei Energielosigkeit und Erschöpfung empfehle ich die Einnahme von Vitamin-B-Komplexen. Dort sind die wichtigsten B-Vitamine in ausgewogener Dosierung enthalten.
Darmfreundliche Bakterien: Wir wissen heute, dass es eine Verbindung zwischen unserem Verdauungstrakt und dem Gehirn gibt und dass diese beiden Regionen über Nervenverbindungen miteinander kommunizieren. Darmfreundliche Bakterien produzieren unter anderem Serotonin, unser körpereigenes Glückshormon. Bis zu 90 Prozent des Serotonins wird im Darm produziert! Weil die Psyche über die Darmbakterien somit direkt beeinflussbar ist, wird eine gesunde Darmflora umso wichtiger. Mit der Einnahme von Probiotika werden die gesunden Bakterienstämme im Darm erhöht.

Durch gefühlte Ohnmacht

Menschen, die an Phobien erkrankt sind, für welche es objektiv keinen Grund gibt, fühlen sich der Situation oft hilflos ausgeliefert. Vielleicht kennen auch Sie dieses Gefühl von Hilflosigkeit. Fühlen Sie sich manchmal fremdbestimmt und haben Sie den Eindruck, der Angst schutzlos gegenüberzustehen? Dann haben Sie bestimmt ebenfalls die Erfahrung gemacht, dass äußere Faktoren wie Stress die Unsicherheit noch weiter verstärken und den Weg für weitere Angstattacken ebnen.

Viele Betroffene fragen sich, aus welchem Grund die irrationalen Ängste nicht wieder von allein weggehen. Hierfür gibt es verschiedene Gründe. Viele fördern ihre Phobien, ohne sich dessen bewusst zu sein, zum Beispiel durch Vermeidung der Situationen, in denen eine Angstattacke ausgelöst wird. Um diesem Gefühl der Fremdbestimmtheit zu entkommen, **müssen Sie die Konfrontation** wagen und Ihr Selbstbewusstsein stärken. Wie das geht, erkläre ich Ihnen im Kapitel „Verhaltenstherapie“ ab Seite 121.

Durch Vermeidung und Ablenkung

Zuerst einmal hilft es, sich abzulenken oder angstauslösende Situationen zu vermeiden. Letztendlich aber wird die Angst dadurch nur verschoben – und zwar auf einen anderen, späteren Zeitpunkt. Somit zählt das Vermeidungsverhalten zu den Faktoren, die dazu beitragen, die Phobie weiter aufrechtzuerhalten.

Viele Menschen mit schweren Angstzuständen sehen den Zusammenhang zwischen ihren Gedanken und den Botschaften ihres Körpers nicht. Das bedeutet, dass der Betroffene am Anfang die Situationen meidet, denen ein negatives Erlebnis zugrunde liegt oder in denen er eine negative Erfahrung befürchtet. Das erfolgreiche Vermeiden der Situation wird zu einer Bewältigungsstrategie und führt somit zu einer Verstärkung des Verhaltens. Es ist der Beginn eines Teufelskreislaufs, der sich immer wieder selbst verstärkt und sich so weiter generalisiert. Wie weit das gehen kann, sehen Sie im unten stehenden Beispiel aus der Praxis.

Im Hinblick darauf, wie groß die auftretende Angst oder Panik sein kann, ist es ganz natürlich, dass Sie dieser Angst aus dem Weg gehen wollen und versuchen, die entsprechenden Situationen möglichst zu vermeiden. Das kann allerdings zu sozialem Rückzug und Einsamkeit führen und Sie in Ihrem Alltag enorm einschränken, weil die Liste der zu vermeidenden Situationen oder Dinge immer länger wird.

Annabelle, 13 Jahre

Annabelle konnte das Wohnzimmer nicht mehr betreten, ohne eine Angstreaktion zu verspüren. Wenn sie sich doch überwand, dann setzte sie sich so auf einen Sessel, dass sie das Sofa nicht sehen musste. Diese Vermeidungsstrategien waren den Eltern zunächst gar nicht aufgefallen bzw. wurden als „pubertäre Marotte“ abgetan. Erst im Verlauf der Erkrankung, als Annabelle sich weigerte, die Treppe hinaufzugehen, die zum Wohnzimmer führte, wurde den Eltern das Ausmaß ihres Problems bewusst.

Annabelle hatte vor langer Zeit eine Magen-Darm-Infektion auf dem Sofa im Wohnzimmer auskuriert. Aus diesem Grund kam es zuerst zu dem Trigger „Sofa“ und im weiteren Verlauf generalisierte sich der Trigger über das Wohnzimmer bis hin zur Treppe.

Auch der Anblick und die Stimme von Til Schweiger lösten bei Annabelle eine Angstattacke aus. Wie kam es dazu? Während ihrer Genesungszeit des Magen-Darm-Virus durfte Annabelle auf dem Sofa im Wohnzimmer fernsehen. In dieser Zeit lief im TV ein Werbefilm für eine Versicherung, der Hauptdarsteller war Til Schweiger. Immer, wenn Annabelle später Til Schweiger sah oder seine Stimme hörte, kam es zu einer Panikattacke. Das lief unterbewusst ab, d. h. für Annabelle und ihre Angehörige war kein Auslöser ersichtlich.

Die Erklärung gab es dann Monate später bei mir in der Praxis – während der Therapie. Wir spürten in der Hypnose die Auslöser für die Panikattacken auf und lösten die Verknüpfungen zwischen dem Trigger und der Angstreaktion anschließend auf.

Durch Katastrophisieren

Das Katastrophisieren geht einher mit dem Gedanken „Was wäre, wenn …“. Angst tritt nicht nur dann auf, wenn unmittelbare Gefahr droht. Auch Gedanken oder Fantasien können Angst hervorrufen: Gedanken an bereits Erlebtes oder auch an mögliche unangenehme

Situationen in der Zukunft. Das bedeutet, dass es durchaus möglich ist, sich durch Gedanken und Fantasien selbst zu ängstigen, indem man sich beispielsweise verschiedene Dinge vorstellt, die bedrohlich sind und vielleicht geschehen könnten.

Stellen wir uns eine Prüfung vor, die in absehbarer Zeit stattfinden wird. Schon Wochen vorher denken Sie vielleicht voller Nervosität an diesen Tag, machen sich Sorgen, dass Sie durchfallen oder das Gelernte vergessen. Oder denken wir an einen Fahrschüler, der beim ersten Mal durch die Prüfung gefallen ist. Bei der zweiten Chance kann es durchaus sein, dass er überängstlich ist und angesichts der ersten, fehlgeschlagenen Prüfung kaum an einen Erfolg glaubt. Dieses Beispiel lässt sich ausweiten, z.B. auf eine geplante Urlaubsreise und die Angst vor dem Flug, oder wie in unserem Fall die Angst vor einem Magen-Darm-Virus und die Gedanken daran, was passiert, wenn man sich mit einem solchen Virus ansteckt.

Auch eine Schlafstörung bei Emetophobikern lässt sich auf das Katastrophisieren zurückführen. Da kommt dann abends vor dem Zubettgehen der Gedanke auf, dass eine Magen-Darm-Erkrankung immer nachts beginnt. Und schon kommt die Angst hoch und Sie haben sich um eine ruhige Nacht gebracht. Am Ende der Gedankenkette steht immer die Angst vor dem Erbrechen, wie das folgende Beispiel zeigt.

Felix, 16 Jahre

Der Auslöser war ein Infekt gewesen – ein simpler und dennoch unangenehmer Magen-Darm-Infekt. Dieser lag bereits einige Monate zurück. Sobald Felix morgens aufstand, begannen seine Gedanken zu kreisen. Waren alle in seinem Umfeld gesund? Hatte er in der Nacht die Toilettentür gehört? War nicht gestern einem Mädchen in der Klasse schlecht gewesen? Wenn sie heute in der Schule sein sollte, dann würde er Abstand zu ihr halten – oder vielleicht wieder nach Hause gehen. Felix ging in Gedanken seinen Tagesablauf durch und bewertete die auf ihn zukommenden Situationen nach Gefahrengrad.

Er vermied sämtliche Situationen, in denen er sich möglicherweise anstecken konnte, und ergriff alle erdenklichen Vorsichtsmaßnahmen. So vermied Felix Menschenansammlungen, öffentliche Verkehrsmittel sowie den Kontakt mit Gegenständen und anderen Menschen. Zu Beginn dieses Verhaltens musste seine Mutter ihn mit dem Auto zur Schule fahren, später war ein Schulbesuch gar nicht mehr möglich. Zuerst desinfizierte Felix seine Hände so oft, dass seine Haut schon ganz rau und rot gefärbt war, später fasste er keine Türgriffe mehr an und ging nur noch mit Handschuhen aus dem Haus. Seine Kleidung musste stets frisch gewaschen sein, er wechselte seine Sachen mehrmals täglich. Über seiner Bettdecke lag tagsüber eine Abdeckung, damit sich dort keine Keime niederlassen konnten.

Er aß nur Toastbrot und kein Brot, das ein Bäcker angefasst haben könnte. Toastbrot war aus seiner Sicht ungefährlich, weil er dachte, dass die Keime im Toaster abgetötet wurden. Er erzählte mir von einer Panikattacke im Restaurant: Dort sah er, dass der Kellner das Baguette mit den Händen anfasste, während er es in Scheiben schnitt. Für Felix war dieses Vorgehen direkt lebensbedrohlich. Seitdem achtete er stets darauf, dass er in der Nähe des Fluchtwegs saß.

Später ging er dann gar nicht mehr in Restaurants, weil ihm ständig schlecht war. Er lehnte Familienfeste kategorisch ab, was bei bedeutenden Feiern wie Taufen und Hochzeiten zu großen Streitigkeiten innerhalb der Familie führte. Kurz bevor er mit seinen Eltern zu mir in die Praxis kam, verließ er das Haus aus Sorge um eine mögliche Ansteckung fast nicht mehr.

Diese Art des Gedankenkreisens beschreiben auch viele Frauen, hauptsächlich junge Mütter. Häufig liegt dem Ganzen auch hier ein eigener kurzer Magen-Darm-Infekt in der Vergangenheit zugrunde. Oder eine Infektion, die ein Familienmitglied sich zugezogen hatte.

Mütter fallen in der Familie zu Beginn der Krankheit zunächst durch übermäßiges und übertriebenes Händewaschen und den stetigen Gebrauch von Desinfektionsmitteln auf. Die Waschräume, Küchen und Türklinken sind blitzeblank und werden – ebenso wie die Kinder – regelmäßig steril desinfiziert.

Die jungen Frauen beschreiben ihre Gedanken als rund um die Uhr präsent. Sie wachen morgens auf und ihr erster Gedanke ist, wie hoch die Ansteckungsgefahr wohl heute sein mag. War nicht gestern einem der Kinder in der Kindergartengruppe schlecht? Die Kinder werden akribisch beobachtet, jedes Hüsteln oder ein Verschlucken des Kindes beim Frühstück versetzt die Mutter in Panik.

Gibt es einen Hinweis auf einen Infekt in der Kita, dann steigt die Panik. Ist das eigene Kind mit dem kranken Kind in einer Gruppe? Könnte es rein theoretisch sein, dass sich das eigene Kind angsteckt hat? Die Gedanken überschlagen sich. Vielfach wird nachgerechnet: Die Mütter kalkulieren die mögliche Ansteckungszeit, addieren die Inkubationsdauer und rechnen aus, wann sie wieder „sicher" sein können, dass ihre Kinder sich nicht angesteckt haben. Das können einige Tage sein, und während dieser Zeit befindet sich die emetophobische Mutter häufig in Panik und Ausnahmezuständen, die Todesängsten gleichkommen. Meistens nehmen die Mütter ihre Kinder auch direkt wieder mit nach Hause – da haben sie die Keime am ehesten „unter Kontrolle".

Sollte sich ein Kind tatsächlich angesteckt haben, dann ist das für den betroffenen Emetophobiker die absolute Hölle. In der Regel können sie die Kinder nicht selbst versorgen, und Väter und Großeltern werden hinzugezogen. Das führt beim Betroffenen zu großen Schuldgefühlen sowie Gefühlen des Versagens – und das Gedankenkarussell geht von vorne los.

Eugenie, 39 Jahre

Ich habe bereits als Kind gemerkt, dass ich ein Riesenproblem damit habe, wenn ich merke, dass es jemandem schlecht geht und er sich eventuell sogar übergeben muss. Heute bin ich 36 Jahre alt, verheiratet und Mutter von zwei Kindern (vier und fünf Jahre).

Ich versuche, Situationen zu vermeiden, in denen ich mich oder ein Familienmitglied sich mit einem Magen-Darm-Virus oder sonst etwas, was Erbrechen auslöst, anstecken könnte. Das führt dazu, dass ich nur sehr ungern auf Geburtstage gehe. Ich treffe mich nicht mit Freunden und meine Kinder sind in keinem Sportverein.

Meine Gedanken kreisen ununterbrochen um dieses Thema. Wenn dann doch jemand in meiner Familie brechen muss oder mir selbst übel wird, bekomme ich eine richtige Panikattacke. Mein Herz rast, mein Mund ist trocken, ich kann nicht still sitzen (laufe im Kreis), mir wird schwindelig (auch ohne das Im-Kreis-Laufen) und ich bin zu absolut nichts mehr imstande. Meist kann ich dann für einige Tage nichts essen und kaum schlafen. Erst wenn ich der Meinung bin, dass die Möglichkeit gering ist, dass ich mich angesteckt habe, kann ich wieder einigermaßen „normal" weitermachen.

Als mein Sohn sich einige Male übergeben musste, wollte er natürlich Liebe und Zuneigung haben. Meine Reaktion hat mir selbst das Herz gebrochen, aber ich war wirklich nicht in der Lage, anders zu reagieren: Ich habe ihn mit meinem Ellenbogen zur Seite geschoben und gefragt, wo sein Vater sei. Er solle zu ihm gehen. Ganz ähnlich sieht es aus, wenn sich eine unserer Katzen übergeben muss.

Zahnseide zu benutzen und meine Knirschschiene einzusetzen, sind Dinge, die ich äußerst ungern tue, da ich dazu mit meinen Fingern zu weit in den Mund muss. Ich bekomme auch Panik, wenn mir jemand am Telefon erzählt, er habe von jemandem gehört, der eine Magen-Darm-Grippe hat. Sogar Zeichentrickfilme können Probleme machen. Wenn meine Kinder spielen und eines ihrer Kuscheltiere in eine Schüssel kotzt, muss ich diese Schüssel in die Spülmaschine stellen. Das alles ist nur ein kleiner Auszug.

Die Rolle von Gedankensystemen haben wir bereits im Kapitel „Angstauslösende Gedanken“ besprochen. Wie Sie Ihr eigenes Gedankenkarussell bändigen und langfristig abstellen können, lernen Sie mithilfe der entsprechenden Übung im Kapitel „Das Gedankensystem verändern“ ab Seite 160.

Durch körperliche Begleiterscheinungen

Die gefühlte Hilflosigkeit sowie im Laufe der Erkrankung verstärkende Konditionierungen ergeben das besonders komplexe Krankheitsbild der Emetophobie und führen zu einem auffallenden Verhalten, das in der Fachsprache auch „somatoformes Krankheitsverhalten“ genannt wird.

Somatisierung bedeutet, dass das Unwohlsein und die Beschwerden keine körperliche Ursache haben und dennoch nach körperlichen, medizinischen Behandlungsmöglichkeiten gesucht wird. Wenn also davon gesprochen wird, dass alles nur „psychosomatisch“ sei, dann liegt die Erklärung schon im Wort: Der Körper (von griech. *Soma*) drückt eine psychische Belastung, einen psychischen Konflikt durch körperliche Symptome aus. Dabei kann jedes Organsystem betroffen sein.

Die körperlichen Begleiterscheinungen der Angst – z. B. Hyperventilation, Schwindelgefühl, Zittern von Händen und Füßen, Muskelverspannungen, Ohnmachtsgefühl, Herzrasen – können nicht einfach „abgestellt“ werden. Betroffene beobachten sich und ihren Körper im Zustand ihrer Angst sehr genau und reagieren bereits auf kleinste Anzeichen. Menschen, die bereits zu Ängstlichkeit neigen oder aber erste Anzeichen einer Panik zeigen, werden durch die beschriebenen Symptome noch ängstlicher, und die Angst vor dem nächsten Anfall oder der Verstärkung des Zustands macht die Situation noch schlimmer.

SPURENSUCHE 2: KANN MAN EIN TYP FÜR EINE EMETOPHOBIE SEIN?

Um die Krankheit besser zu verstehen und zu behandeln, wird es Ihnen helfen, wenn Sie Ihren Blick auch nach innen richten. Fühlen Sie in sich hinein und finden Sie heraus, welche Eigenschaften Ihre Persönlichkeit ausmachen und welche Grunddispositionen Sie vielleicht von Geburt an mitbringen. Welche Glaubenssätze haben Ihr Leben geprägt und welche davon sind heute noch hilfreich bzw. welche unterstützen eher Ihre Krankheit?

Dieser Blick nach innen tut jedem Menschen gut. Er hilft uns dabei, uns selbst besser zu verstehen und dann – mit dem Blick nach vorn gerichtet – störende Antreiber und Glaubenssätze zu verändern und loszulassen. Deshalb ist das folgende Kapitel eine Einladung an Sie, einmal genau hinzuschauen und sich selbst ein bisschen besser kennenzulernen – ob Sie nun direkt an einer Emetophobie leiden oder nicht. Denn nur wenn Sie wissen, woher die Angst kommt, können Sie sie bezwingen.

Grunddisposition: unsere Persönlichkeitsmerkmale

Jeder Mensch ist anders. Was für den einen eine Kleinigkeit ist, das kann für den anderen eine große Bedeutung haben. Was den einen Menschen stresst, das mag einem anderen noch nicht einmal als besonders erwähnenswert erscheinen. Und wovor manche Menschen sich ängstigen, das nehmen andere gar nicht wahr. Wir sind alle unterschiedlich, und das ist auch gut so.

Ein Teil unserer Persönlichkeit ist vererbt. Der andere Teil wird durch die Umwelt und unsere Erfahrungen beeinflusst. Die gute Nachricht ist: Unsere Persönlichkeitsmerkmale sind nicht in Stein gemeißelt; wir haben unsere Entwicklung in der Hand, und Veränderung und Weiterentwicklung sind jederzeit möglich. Das ist insbesondere erleichternd, wenn man bei sich Merkmale erkennt, die man selbst weniger gut findet oder gar ablehnt.

Es gibt unterschiedliche Persönlichkeitsmodelle. Ich habe für Sie das Fünf-Faktoren-Modell ausgewählt, weil es weltweit als universales Standardmodell akzeptiert ist und darüber hinaus vielerorts für die Persönlichkeitsentwicklung eingesetzt wird. Es wurde in den 1930er-Jahren von Louis Thurstone und Gordon Allport entwickelt und kontinuierlich angepasst. Allein in den letzten 20 Jahren wurde es in mehr als 3000 wissenschaftlichen Studien genutzt.

Das Modell unterscheidet fünf verschiedene Merkmale, ähnlich wie Kategorien, in die sich die Persönlichkeit jedes Menschen einordnen lässt. Ich möchte Ihnen diese Merkmale im Folgenden kurz vorstellen. Einen ersten Eindruck von dem Zusammenspiel der einzelnen Faktoren liefert Ihnen das Schaubild auf der nächsten Seite.

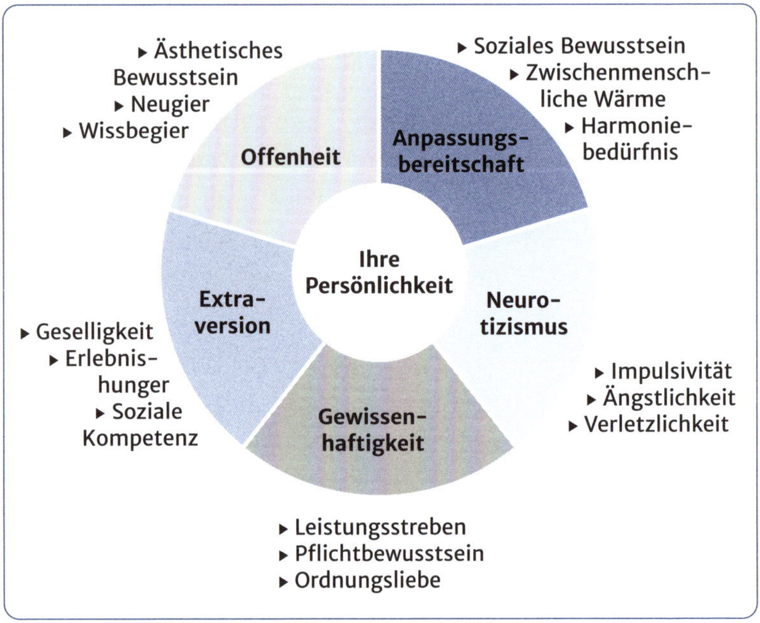

Die Entstehung einer Persönlichkeit nach dem Fünf-Faktoren-Modell

Offenheit – aktiv nach Neuem suchen

Machen Sie gerne neue Erfahrungen, lieben Sie die Abwechslung und suchen Sie ständig nach neuer Inspiration? Menschen mit stark ausgeprägter Offenheit werden von ihrer Umgebung als mitreißend, fantasievoll und vielseitig interessiert wahrgenommen. Sie werden auch als Scanner-Persönlichkeiten bezeichnet. (Wenn Sie sich für dieses Thema interessieren, kann ich Ihnen das Buch „Ich könnte alles tun, wenn ich nur wüsste, was ich will“ von Barbara Sher empfehlen.)

Sie mögen Veränderungen, lieben alles Neue, sind wissbegierig und an vielen Dingen gleichzeitig interessiert – was auf Außenstehende ggf. unkonzentriert und sprunghaft wirken kann. Sie jagen von einem

Projekt zum nächsten, und manch eine Aufgabe bleibt dann schon mal mitten auf der Strecke liegen. Nicht weil sie die Aufgabe nicht beenden wollen oder können, sondern weil eine neue, andere Aufgabe auf einmal noch viel verlockender erscheint.

Menschen mit schwach ausgeprägter Offenheit gelten als Bewahrer der Beständigkeit und sind neuen Dingen gegenüber grundsätzlich erst einmal skeptisch. Sie sind extrem pragmatisch, mögen klare Abläufe und Routinearbeiten. Sie glänzen häufig mit detailliertem Fachwissen und einem sehr tiefen Verständnis für die Themen, die sie verantworten. Genau diese Liebe zum Detail kann für ihre Mitmenschen manchmal anstrengend werden und engstirnig wirken.

Gewissenhaftigkeit – ergebnisorientiert sein

Menschen mit hohen Werten in diesem Bereich sind sehr aufmerksam, planen überaus sorgfältig und haben ein hohes Maß an Selbstkontrolle. Sie arbeiten sehr strukturiert und können sich extrem gut auf ein Thema fokussieren. Dieses Verhalten kann zuweilen zwanghaft und stur wirken, weil es beinahe jegliche Flexibilität vermissen lässt. Außerdem ist die Erwartungshaltung gewissenhafter Menschen an ihre Umwelt sehr hoch – sie erwarten von anderen ebenso viel wie von sich selbst.

Ist die Gewissenhaftigkeit niedrig, dann sprechen wir über Menschen, die sehr spontan und flexibel sind. Sie arbeiten am liebsten ganz ohne feste Termine und lassen sich nicht aus der Ruhe bringen, auch wenn um sie herum alles völlig chaotisch ist. Sie haben die Fähigkeit, verschiedene Projekte gleichzeitig zu betreuen, und sind daher gut als „Springer“ im Unternehmen einsetzbar. Von ihren Mitmenschen werden sie als eher unzuverlässig und schlecht organisiert wahrgenommen.

Extraversion – auf Reize von außen reagieren

Wir alle kennen Menschen, die gerne im Mittelpunkt stehen. Sie haben immer etwas Interessantes zu erzählen, ob beim Small Talk oder in einer dienstlichen Besprechung. Sie halten sich gerne in Gruppen auf, weil sie dort Anregungen und Impulse bekommen. Sie sind begeisterungsfähig, kontaktfreudig und sprühen vor Charme und Lebenslust. Intensive Farben, starke Gerüche (wie z.B. bei Parfüms), laute Musik und auch Stimmengewirr empfinden sie nicht als Belastung, sondern eher als Inspiration. Sie haben viel Energie und leben ihre Gefühle oft expressiv aus.

Auch Introvertierte sind sehr aktiv, aber eher in weniger Gesellschaft. Das heißt nicht, dass sie Sozialkontakte meiden, allerdings treffen sie sich lieber im kleineren Kreis mit vertrauten Freunden. Sie arbeiten gerne für sich allein und sind am produktivsten, wenn sie ungestört sind und ihre Ruhe haben. Sie reflektieren sehr gründlich und schreiben die Dinge eher auf, als dass sie zum Telefon greifen.

Anpassungsbereitschaft – die eigenen Interessen wahren

Ein hoher Wert hinsichtlich Anpassungsbereitschaft bzw. Umgänglichkeit ist gleichbedeutend mit Altruismus. Diese Menschen geben ihr Hab und Gut, ihre Zeit und ihr Geld gerne an ihre Mitmenschen ab, um ihnen zu helfen. Sie sind sehr verständnisvoll und haben ein ausgeprägtes Harmoniebedürfnis, weshalb sie die eigenen Bedürfnisse oft denen der anderen unterordnen. Dadurch wirken sie ggf. beeinflussbar und in ihrem eigenen Standpunkt instabil.

Menschen mit einer niedrigen Anpassungsbereitschaft bzw. Umgänglichkeit sind eher egozentrisch und stark auf sich bezogen. Sie misstrauen den Absichten anderer Menschen, sind weniger sozial und gehen eher in den Wettkampf als in die Kooperation oder den Kompromiss. Die Meinung anderer erleben sie nicht als wertvoll und bereichernd, sondern als Einmischung und als persönlichen Angriff. Ihr Verhalten kann auf ihr Umfeld ggf. abschreckend und einschüchternd wirken.

Neurotizismus – auf Rückschläge reagieren

Menschen mit einer niedrigen Ausprägung in Bezug auf Neurotizismus sind in der Regel ausgeglichen, entspannt und optimistisch. Sie können mit Belastungen bemerkenswert gut umgehen, nichts wirft sie so schnell aus der Bahn. Sie genießen das Leben, sind belastbar, ruhen in sich und lassen sich nicht so schnell beeindrucken. Von außen betrachtet mag das manchmal lethargisch oder wenig sensibel wirken.

Menschen mit stark ausgeprägtem Neurotizismus sind hingegen eher emotional labil und nervös. Sie fühlen sich häufig überfordert und von ihrer Umwelt missverstanden. Ihr Weltbild ist überwiegend negativ geprägt und sie befinden sich in einem ständigen Kampf mit sich selbst und mit anderen. Sie leiden an Stimmungsschwankungen und lassen sich sehr schnell verunsichern. Sie reagieren intensiv auf Stress und fühlen sich häufig den Umständen ausgeliefert. Oftmals werden diese Menschen als neurotisch abgestempelt.

Vielleicht konnten Sie innerlich an der einen oder anderen Stelle bei den Ausführungen zu den einzelnen Persönlichkeitsmerkmalen nicken. Es gibt keine „typische Persönlichkeit" für Emetophobiker; auffallend ist jedoch, dass viele Betroffene durch ein hohes Maß an Gewissenhaftigkeit geprägt sind, häufig in Verbindung mit einem ebenfalls hohen Grad an Neurotizismus.

Glaubenssätze: unsere inneren Antreiber

Unsere inneren Glaubenssätze bestimmen maßgeblich unser Denken, Fühlen und Handeln. Sie sind die Basis unserer unbewussten Verhaltensmuster und sie treiben uns an. Aber was genau sind eigentlich Glaubenssätze? Und wie wirken sie in uns?

Glaubenssätze – das sind Überzeugungen und Meinungen; im Englischen spricht man auch von sogenannten *Beliefs*. Sie werden im Laufe der frühen Kindheit gebildet und formen unsere persönlichen Lebensregeln. Kinder reagieren auf ausgesprochene oder unausgesprochene Botschaften und Ansprüche von Eltern, Verwandten oder anderen wichtigen Bezugspersonen. Das können Erzieher im Kindergarten, Lehrer in der Schule oder auch ein Nachbar sein. Aus dem Erleben, der Verarbeitung und Bewertung unserer Erlebnisse entstehen unsere ganz individuellen Glaubenssätze, die sich mit jeder Wiederholung tiefer in unserem Unterbewusstsein verankern.

Haben Sie sich schon einmal gefragt, warum Sie manche Dinge immer wieder tun, obwohl Sie es eigentlich anders machen wollten? Warum es Ihnen schwerfällt, andere Menschen um Unterstützung zu bitten, obwohl diese Ihnen Hilfe angeboten haben? Oder Sie können einfach nicht Nein sagen, obwohl Sie genau wissen, dass Sie sich über Ihre Zusage im Nachhinein ärgern werden? Vielleicht müssen Sie auch immer alles sofort erledigen – selbstverständlich mit einem perfekten Ergebnis?

Sehr wahrscheinlich gibt es bestimmte Glaubenssätze, die Ihren Alltag beeinflussen und die Sie seit Ihrer Kindheit in sich tragen. Alle Erfahrungen, die Sie im Laufe Ihres Lebens machen, verstärken und festigen diese Glaubenssätze, die auch „innere Antreiber" genannt werden. Diese Antreiber bestimmen zwar nicht 24 Stunden am Tag unser Erleben – allerdings treten sie insbesondere in Stress- und Belastungssituationen in den Vordergrund und übernehmen dann ungefragt das Steuer.

Wie viele psychologische Modelle, so kommt auch das Modell der inneren Antreiber ursprünglich aus Amerika. Es ist eine Weiterentwicklung der Transaktionsanalyse und wurde in den 50er- und 60er-Jahren von Eric Berne und Thomas Harris konzipiert. Später, in den 70er-Jahren, wurde das Konzept dann von Taibi Kahler weiterentwickelt. Demnach können unsere Glaubenssätze in fünf zentrale Antreiber eingeteilt werden. Die typischen inneren Antreiber sind:

- Sei stark!
- Sei perfekt!
- Mach es allen recht!
- Streng dich an!
- Beeil dich!

Kommen Ihnen diese Sätze bekannt vor? Die Theorie geht davon aus, dass wir grundsätzlich alle fünf Antreiber in uns tragen. Also fühlen oder hören Sie beim Lesen der nächsten Seiten in sich hinein und spüren Sie nach, welche Antreiber bei Ihnen ganz besonders anklingen. Ganz sicher wird Ihnen das eine oder andere Merkmal bekannt vorkommen. Ihr stärkster Antreiber ist derjenige, der sich bei Ihnen besonders dann bemerkbar macht, wenn Sie in einer stressigen Situation sind.

Sei stark! – der Kämpfer und Konkurrent

„Indianer kennen keinen Schmerz!“ Wenn Sie diesen Satz als Kind oft gehört haben, dann dominiert bei Ihnen vermutlich der Sei-stark-Antreiber. Sätze wie „Jungen weinen nicht“, „Reiß dich zusammen“, „Sei mal keine Heulsuse“ sind häufig gut gemeint, können aber langfristig dazu führen, dass Sie einen Schutzpanzer um sich herum errichten.

Menschen mit diesem inneren Antreiber sind immer auf das Schlimmste gefasst und niemand darf bemerken, dass sie schwach, empfindlich oder ratlos sind. Stärke bedeutet für sie Unabhängigkeit und Kontrolle. Für zwischenmenschliche Nähe ist wenig Platz in ihrem Leben, dabei sehnen sie sich innerlich nach emotionaler Sicherheit.

Diese Menschen verfügen über ein enorm hohes Durchhaltevermögen und sind extrem belastbar. Gleichzeitig hegen sie extrem hohe Ansprüche an sich selbst – alles muss allein geschafft und jede Hürde muss um jeden Preis eigenständig bewältigt werden. So wirken diese Menschen häufig verbissen und gehen weit über ihre eigenen Grenzen hinaus – bis hin zur völligen Erschöpfung.

Menschen mit diesem Antreiber behalten ihre Gefühle lieber für sich und wirken damit auf andere oft unnahbar, distanziert und vielleicht sogar arrogant. Wenn sie doch einmal Nähe zugelassen haben, dann wurden sie häufig enttäuscht und haben negative Erfahrungen gemacht. Daraufhin haben sie den Schutzpanzer nur noch weiter verstärkt und den inneren Antreiber noch tiefer verankert – es ist ein Teufelskreis.

Sei perfekt! – der Perfektionist

„Gut ist nicht gut genug", „Du musst besser sein als die anderen!" ... Wenn Ihnen diese Sätze bekannt vorkommen und Sie als Kind nur dann Liebe und Anerkennung bekamen, wenn Sie perfekt waren, dann haben Sie vermutlich diesen Antreiber verinnerlicht. Perfektionisten haben unbewusst das Grundgefühl, als Person nicht liebenswert zu sein, weshalb sie kontinuierlich versuchen, sich zu beweisen.

Menschen mit diesem Antreiber möchten jede Aufgabe gründlich und absolut fehlerfrei erledigen. Werden sie auf Fehler aufmerksam gemacht, dann beziehen sie diese Kritik grundsätzlich auf die eigene Person. Es entsteht ein Gefühl von Scham, und das möchten sie unter allen Umständen vermeiden. Dafür sind sie bereit, Übermenschliches zu leisten. Sie arbeiten konzentriert, präzise, sorgfältig und sind sehr detailverliebt.

Sie sehen überall Möglichkeiten, die Dinge noch weiter zu optimieren und zu verbessern. Nichts ist ihnen gut genug. So wirken sie oft oberlehrerhaft und besserwisserisch und machen eine Zusammenarbeit sehr anstrengend, da sie nicht nur hohe Erwartungen an sich selbst haben, sondern auch an alle anderen.

Häufig findet sich der Sei-perfekt-Antreiber in Verbindung mit dem Persönlichkeitsmerkmal Neurotizismus. Das Streben nach Vollkommenheit ist somit gepaart mit der übergroßen oder zwanghaften Angst vor Fehlern.

Mach es allen recht! – der nette, liebenswerte Mensch

Können Sie schlecht Nein sagen? War es in Ihrer Kindheit gern gesehen, höflich zu sein und sich unterzuordnen? Ist Harmonie Ihnen heute besonders wichtig, vielleicht sogar wichtiger als Ihre eigenen Interessen? Fühlen Sie sich für das Wohlbefinden der anderen verantwortlich?

Menschen mit diesem inneren Antreiber haben ein hohes Maß an sozialer Kompetenz, Empathie und Hilfsbereitschaft. Ihr starkes Harmoniebedürfnis führt dazu, dass sie Konflikten nach Möglichkeit aus dem Weg gehen. Sie ertragen geduldig Situationen und Stimmungen und ordnen sich selbstlos unter. Diese Rücksichtnahme erwarten sie auch von ihrem Gegenüber, ohne dies klar zum Ausdruck zu bringen, und sind am Ende maßlos enttäuscht, wenn ihre Bedürfnisse nicht erfüllt werden.

Sie möchten beliebt sein und tun alles dafür. So bürden Sie sich Aufgaben auf, übernehmen Verantwortung und Ehrenämter. Der Mach-es-allen-recht-Antreiber kann so stark sein, dass die Menschen, bei denen er dominiert, auch da Unterstützung und Hilfe geben, wo es weder erwünscht noch angebracht ist.

Sie wissen häufig nicht, was sie eigentlich selbst wollen – so sehr sind sie nach außen gerichtet. Es allen anderen recht zu machen, zehrt an den Nerven und stresst ungemein. Dabei bedeutet ein „Nein“ zu den anderen auch immer ein „Ja“ zu sich selbst.

Streng dich an! – der Selbstausbeuter

„Von nichts kommt nichts“, „Ohne Fleiß kein Preis“ oder „Reiß dich zusammen“ ... Diese Sätze sind typisch für den Streng-dich-an-Antreiber. Menschen mit diesem Antreiber sind ganz besonders gründlich und pflichtbewusst. Sie haben ein gutes Durchhaltevermögen.

Allerdings fühlen sie sich ständig von ernsten Problemen und Krisen bedroht. Bei allen Dingen, die sie anpacken, stehen sie unter Druck. Sie strengen sich an, und wenn etwas trotzdem nicht funktioniert, denken sie, dass sie sich eben noch nicht genügend angestrengt haben. So sind sie in ständiger Anspannung, gepaart mit großen Zweifeln, ob sie der Aufgabe überhaupt gewachsen sind. Diese Zweifel münden in einer Angst davor, dass andere es besser machen könnten.

Wenn ihnen jemand Hilfe anbietet, dann empfinden sie dieses Angebot eher als zusätzliche Belastung. Schließlich müssen sie sich dann auch noch um den Helfenden kümmern, ihm die Aufgabe und Situation erklären – das ist für sie gefühlt häufig noch anstrengender, als es direkt selbst zu erledigen.

Am Ende wird nur das als Erfolg verbucht, was wirklich anstrengend war und vielleicht sogar die letzte Kraft geraubt hat. Eine Aufgabe oder eine Lösung, die ihnen leichtfällt, hat für sie keinen Wert. Wenn ihnen wider Erwarten doch etwas leicht von der Hand geht, dann war die Aufgabe zu klein oder zu einfach und wird sofort abgewertet. Mit der Abwertung der Aufgabe wertet der Mensch mit diesem Antreiber gleichzeitig sich selbst ab, was zu einer Spirale der Überforderung und Selbstausbeutung führt.

Beeil dich! – der Hektiker

Kennen Sie das Lied von Tim Bendzko? „Ich muss jetzt echt die Welt retten, danach flieg‘ ich zu dir. Noch 148 Mails checken, wer weiß was mir dann noch passiert; denn es passiert so viel ...“ So und ähnlich geht es Menschen mit einem stark ausgeprägten Beeil-dich-Antreiber. Als Kind wurden sie häufig von ihren Eltern zur Eile angetrieben und hatten die ständige Sorge, der Letzte zu sein – in der Schule, beim Sport oder zu Hause.

Die positive Nachricht ist, dass diese Menschen keine Angst vor komplexen Situationen haben und schnell neue Lösungsansätze finden. Sie sind gute Teamplayer und können große Projekte effizient vorantreiben. Sie sind stets mit vollem Einsatz und hohem Arbeitstempo dabei und sind gewillt, alles zu geben.

Allerdings sind Menschen mit diesem Antreiber selten im Hier und Jetzt. Immer sind sie in Gedanken schon beim nächsten Schritt, bei der nächsten Aufgabe und gefühlt ständig auf der Flucht. Sie sind voller Adrenalin und Hektik und sprühen vor Dynamik. Alle Aufgaben müssen sofort und rasch erledigt werden. So arbeiten sie unkonzentriert und müssen Aufgaben mehrmals in Angriff nehmen, weil sie sich in ihrer Hektik immer wieder ablenken lassen. Diese Hektik verbreiten sie auch in ihrem Umfeld: Nichts geht ihnen schnell genug, sie sind immer angespannt und wirken unruhig.

Das Grundgefühl, das die Menschen mit diesem Antreiber dominiert, ist die Angst, etwas Wichtiges zu verpassen. So eilen sie von Aufgabe zu Aufgabe und hetzen durch ihr Leben.

Auf einen Blick: die Merkmale der inneren Antreiber

Antreiber	Positive Eigenschaften	Negative Eigenschaften
Sei stark!	hohes Durchhaltevermögen, extrem belastbar	wirkt verbissen und distanziert, zeigt kaum Emotionen
Sei perfekt!	sorgfältig, präzise, konzentriert, leistet viel	wirkt besserwisserisch, hat hohe Ansprüche an sich und andere
Mach es allen recht!	empathisch, hilfsbereit, engagiert	kann schlecht Nein sagen, übereifrig, mischt sich ein
Streng dich an!	pflichtbewusst, hohes Durchhaltevermögen, ehrgeizig	ist ständig unter Druck, hat starke Selbstzweifel, wertet sich selbst ab
Beeil dich!	lösungsorientiert, guter Teamplayer, dynamisch	ist zerstreut, unkonzentriert, angespannt und hektisch

Die inneren Antreiber in der Emetophobie

In der Praxis erlebe ich bei Betroffenen häufig eine Kombination aus den Antreibern „Sei perfekt!“ und „Mach es allen recht!“.

Perfektionismus beinhaltet immer eine gewisse Kontrolle über Situationen, Gedanken und den Körper. Genau diese Kontrolle über den Körper und seine Vorgänge wird dem Emetophobiker beim Erbrechen versagt. Das befeuert die Angst davor, in eine Situation zu geraten, die nicht beherrschbar und damit auch nicht kontrollierbar ist. Für den inneren Antreiber, in diesem Fall für den Perfektionisten, ist das ein absoluter Super-GAU.

Auf der anderen Seite kann ich vielfach den Antreiber „Mach es allen recht!“ beobachten. Die Betroffenen schämen sich dafür, sich übergeben zu müssen, und möchten dadurch vor allen Dingen niemanden stören bzw. unangenehm auffallen. Vielfach wurden sie in der Kindheit ausgeschimpft, wenn sie sich erbrechen mussten, oder sie haben erfahren, wie unerfreulich das Ereignis für die Erzieherinnen im Kindergarten oder den Elternteil zu Hause war.

Was tun?

Jetzt wissen Sie ein wenig mehr über die einzelnen inneren Antreiber und haben sich vielleicht an der einen oder andern Stelle wiedererkannt. Jeder Glaubenssatz, jeder innerer Antreiber hat irgendwann einmal eine positive Funktion für uns gehabt. Die Frage ist, ob sie alle heute immer noch gut für uns sind, oder ob Sie sich langsam aber sicher von dem einen oder anderen alten Glaubenssatz verabschieden dürfen.

In diesem Fall wäre die Frage, wie man solch einen inneren Antreiber loswird. Dafür müssen Sie zunächst erkennen, welche Glaubenssätze Sie haben und wie diese sich konkret auf Ihr Leben auswirken.

Bringt Sie der innere Antreiber weiter oder hindert er Sie daran, weiterzukommen und Sie selbst zu sein? Wenn Letzteres der Fall ist, dann können Sie Ihren inneren Antreiber durch einen neuen, für Sie positiven Glaubenssatz ersetzen. In der Therapie suchen wir deshalb nach Ihren störenden Antreibern und werden diese bearbeiten, damit sich ein neues und entspanntes Verhältnis zu ihnen entwickeln kann.

Das wird sich am Anfang vielleicht komisch anfühlen. Das ist aber vollkommen in Ordnung, denn mit dem inneren Antreiber, der Sie jahrelang begleitet hat, verabschieden Sie sich gleichzeitig von alten Verhaltensweisen und ersetzen diese bewusst durch neue. Das fühlt sich in der Regel zwar erst einmal ungewohnt an, sorgt aber langfristig dafür, dass Sie sich besser fühlen.

Schüchtern, introvertiert, hochsensibel

Wir haben uns soeben die Persönlichkeitsmerkmale und die inneren Antreiber als Komponenten der Phobie angesehen. Es gibt aber noch einen weiteren wichtigen Faktor, der uns ausmacht. Viele Emetophobiker, die zu mir kommen, waren als Kind eher schüchtern und sind auch heute noch überwiegend introvertiert.

Schüchternheit ist eine Eigenschaft, die man sich im Laufe des Lebens aneignen kann. Sie ist nicht vererbt, wie häufig gemeint wird. Es ist eher eine Art der Konditionierung, die sich durch negative Erfahrungen wie soziale Ablehnung verstärkt. Im Gegensatz dazu kann sie durch positive Erlebnisse entsprechend abgeschwächt werden.

Merkmale wie Extraversion, Introversion und Kontrolle haben wir bei dem Fünf-Faktoren-Modell und den Antreibern bereits näher betrachtet. Oftmals werden diese jedoch mit dem Begriff der Hochsensibilität in einen Topf geworfen, wobei Hochsensibilität eine weitere Persönlichkeitseigenschaft ist, die vollkommen losgelöst zu betrachten ist.

Was bedeutet Hochsensibilität?

Ganz allgemein bedeutet es, dass hochsensible Menschen sehr viel mehr Reize auf- und wahrnehmen und zudem viel stärker auf diese reagieren als andere Menschen. Fast jeder Fünfte gilt in Deutschland als hochsensibel. Diese Sensibilität beginnt bei ganz alltäglichen Dingen: Hochsensible reagieren bereits auf die Tasse Kaffee am Morgen sehr viel empfindlicher, das Koffein der zweiten Tasse kann schon zu viel des Guten sein. Sie reagieren sensibel auf Medikamente und benötigen häufig eine viel geringere Dosis als normalsensible Menschen. Wegen der Sensibilität haben sie zudem eine Disposition zu allergischen Reaktionen oder zu Nahrungsmittelunverträglichkeiten.

Sie reagieren mit all ihren Sinnen insgesamt intensiver. So erleben sie die Welt buchstäblich mit anderen Augen und Ohren, die Farben werden intensiver wahrgenommen und Geräusche oftmals als unerträglich laut empfunden. Ihre Geruchsempfindlichkeit geht so weit, dass sie an sich selbst und auch an Personen im direkten Umkreis kein parfümiertes Deo ertragen – von richtigem Parfüm ganz zu schweigen.

Zu diesem hohen Maß an äußeren Reizen kommen dann Wahrnehmungen, die andere Menschen gar nicht oder nur in ganz geringer Form mitbekommen. So sind Hochsensible häufig sehr feinfühlig. Das bedeutet, sie nehmen die feinsten und kleinsten Schwingungen wahr und sind extrem rezeptiv für die Stimmung, die zwischen den Menschen in ihrer direkten Umgebung herrscht. Sie spüren also förmlich, ob „etwas in der Luft liegt".

Diese ständige Reizüberflutung ist für hochsensible Menschen oft sehr anstrengend – insbesondere für Kinder. Stellen Sie sich eine normale Weihnachtsfeier mit all ihren Besonderheiten vor: All die Vorfreude wird von dem hochsensiblen Kind besonders intensiv empfunden, und als ob das nicht schon genug wäre, kommen noch die Unstimmigkeiten hinzu, die es in fast allen Familien zu Weihnachten gibt. Oft zieht sich das hochsensible Kind in so einem Fall zurück, um sich etwas abzuschirmen. Von außen wird das Verhalten dann schnell als schüchtern, introvertiert und als wenig sozial kompatibel eingestuft.

Tatsächlich sind die meisten Hochsensiblen sehr gesellige Menschen. Die ständige Reizüberflutung sorgt lediglich für eine Überbelastung, und das Nervensystem braucht Zeit, um die Wahrnehmungen zu verarbeiten.

Hochsensibiliät und Emetophobie

Nach diesen Ausführungen ist sehr schnell nachvollziehbar, dass hochsensible Menschen auch ein verstärktes Empfinden für ihren Körper haben. Kleinste Darmgeräusche dröhnen in ihren Ohren, und das erhöhte Schmerzempfinden sorgt dafür, dass Luft im Bauch zu unerträglichen Beschwerden führen kann.

Bei hochsensiblen Emetophobikern werden Symptome wie Schwindel, Aufstoßen oder ein flaues Gefühl in der Magengegend mit der Angst, sich übergeben zu müssen, verknüpft. Diese Feinfühligkeit kann mitunter ein Grund für die Abwärtsspirale der Angst sein.

Hochsensibilität ist keine Krankheit und somit auch nicht im klassischen Sinne zu behandeln. Der hochsensible Mensch sollte allerdings lernen, mit dieser besonderen Begabung umzugehen. Das bedeutet, achtsam mit sich zu sein und nach Möglichkeit für mehr Ruhe zu sorgen – sowohl im Außen als auch im Innen. Die Hochsensibilität ist ein möglicher Verstärker der Emetophobie und muss deshalb in der Behandlung dringend mitberücksichtigt werden.

EMETOPHOBIE HEILEN: THERAPIE UND DIE KRAFT DER HYPNOSE

Am Anfang steht die Einsicht

Eine wichtige Voraussetzung zur Behandlung der Emetophobie ist die Erkenntnis, dass die Ursache für die Übelkeit keine körperliche Erkrankung ist, sondern die Angst. Zuerst muss also das Problem als solches wahrgenommen und anerkannt werden, bevor man über eine konkrete Behandlung nachdenken kann. Wenn Sie Ihre Emetophobie akzeptieren, brauchen Sie nicht mehr gegen sie anzukämpfen – das nimmt Ihnen den ersten Druck. Anstatt die Angst weiter zu verheimlichen und zu vermeiden, schaffen Sie Platz und Raum für Veränderung.

Zu Beginn der Einsicht, dass man sich Unterstützung suchen sollte, steht bei fast allen Betroffenen die Erkenntnis, dass sie weder verrückt sind noch allein damit zurechtkommen müssen. Erst wenn das geklärt ist, beginnt die Recherche nach der passenden Behandlung. Häufig sind dann schon viele Jahre vergangen.

Als Therapeutin bevorzuge ich es, die Ursache Ihres Problems herauszufinden und zu lösen, anstatt mit den Symptomen zu ringen. Wenn die Ursache gefunden und bearbeitet ist, dann verschwinden die Symptome meist von ganz allein.

Letztlich äußert sich die Emetophobie bei jedem Betroffenen anders. Ich habe mehrere Hundert Fälle in meiner Praxis betreut, und beinahe kein Krankheitsverlauf gleicht dem anderen. Dennoch gibt es zwischen allen Betroffenen Parallelen, zum Beispiel in den Ausprägungen der Symptome, deren Bündelung oder Ähnlichkeiten im Verlauf. Aus all diesen Erfahrungen habe ich in den letzten Jahren ein eigenes erfolgreiches Therapiekonzept entwickelt.

Die Behandlung der Emetophobie geschieht in meiner Praxis in Form einer individuellen Kombination aus Elementen der Gesprächstherapie, EMDR, Klopfakupressur und Ohrakupunktur. Auch Aminosäuren und pflanzliche Mittel sowie verschiedene Formen der Hypnose gehören zu meinen gängigen Methoden. Mithilfe der Hypnosetherapie werden die negativen Ereignisse oder Situationen, die der Phobie zugrunde liegen, erkannt und bearbeitet. Ergänzend setze ich zudem Selbsthilfetechniken zur Bewältigung von Ängsten und Stress ein. Entsprechende Übungen finden Sie im Kapitel „Selbstfürsorge und Selbsthilfe wirken“ ab Seite 153.

Damit Sie verstehen, welche Therapieansätze es gibt und wie diese jeweils wirken, möchte ich Ihnen im Folgenden einzelne Therapieformen etwas genauer vorstellen. So erhalten Sie einen Überblick über die verschiedenen Behandlungsoptionen der Emetophobie und können daraufhin selbstbestimmter entscheiden, welche für Sie die richtige ist.

Die verschiedenen Therapieformen

Es gibt sehr unterschiedliche Therapieformen zur Behandlung von Ängsten und Panikstörungen – allerdings aktuell nur wenig Literatur speziell zur Emetophobie oder deren Behandlung. In den vorliegenden Studien kommen die Wissenschaftler zu dem Ergebnis, dass die Emetophobie im Vergleich zu anderen spezifischen Phobien verhältnismäßig schwierig zu therapieren ist (Veale, 2009; de Jongh, 2012).

Allerdings wird für die Emetophobie – ebenso wie für andere krankhafte Phobien – generell zu einer psychotherapeutischen Behandlung geraten, wobei sich die Verhaltenstherapie als besonders wirkungsvoll erwiesen hat. In anderen Fällen sind bereits eine Beratung (z. B. Elternberatung), eine medikamentöse Therapie oder eine psychosomatische Kur ausreichend. Sobald geklärt ist, in welche Richtung die Behandlung gehen soll, kann man mit dem Therapeuten oder dem behandelnden Arzt auf die Suche nach der passenden Therapieform gehen.

Im Folgenden werde ich Ihnen eine Auswahl an geeigneten Therapieformen vorstellen. Hierbei sind hauptsächlich die tiefenpsychologische Psychotherapie, die Gesprächstherapie, die Psychoanalyse, die verschiedenen Arten der Verhaltenstherapie sowie die Hypnosetherapie zu nennen.

Allen Therapieformen gemein ist das dialogische Prinzip. Das bedeutet eine Mitarbeit von beiden Seiten, sowohl dem Therapeuten als auch dem Betroffenen. Dieses Prinzip unterscheidet eine Therapie von einem gut gemeinten Ratschlag, einer hilfreichen Information oder einem Hinweis. Auch die Hypnosetherapie ist eine Therapieform, die Mitarbeit voraussetzt. Man kann die Symptome nicht einfach „abschalten“, auch wenn dieser Wunsch in Anbetracht der Auswirkungen, die diese Krankheit auf den Alltag hat, sehr gut nachvollziehbar ist.

Das Feld der unterschiedlichen Therapiemöglichkeiten ist häufig sehr unübersichtlich. Im Endeffekt geht es darum, die für Sie ganz persönlich richtige Methode zur richtigen Zeit sowie den dazu passenden Therapeuten zu finden. Achten Sie unbedingt darauf, dass der Therapeut über eine entsprechende Expertise verfügt.

Analytische Psychotherapie

Diese Therapieform wurde vor mehr als 100 Jahren von Sigmund Freud (1856–1939) begründet. Er ging davon aus, dass die Ursachen für bestimmte seelische Störungen in der Kindheit liegen. Das Kind durchlebt im Laufe seiner Entwicklung bestimmte Ereignisse, die es nicht bewältigen kann und die als innerer Konflikt unbewusst weiterwirken.

So sind psychische Erkrankungen nach Freud ein Ergebnis nicht bearbeiteter Kindheitserlebnisse, innerer Konflikte sowie traumatischer Erlebnisse. In der analytischen Psychotherapie geht es darum, sich dieser verdrängten Anteile bewusst zu werden und die zugrunde liegenden Ursachen ausführlich zu bearbeiten.

Zur Behandlung liegt der Klient klassisch auf der Couch und assoziiert frei. Das bedeutet, er darf völlig bewertungsfrei alles aussprechen, was ihm in den Sinn kommt. Der behandelnde Therapeut sitzt außerhalb des Sichtfeldes. So wird die Aufmerksamkeit des Patienten ausschließlich auf sein Inneres gerichtet, ohne mögliche Ablenkung von den Reaktionen des Gegenübers. Der Therapeut ergründet bewertungsfrei das unbewusste, dahinterliegende Thema der Klientenerzählungen und benennt es.

Für wen ist diese Therapieform geeignet? Sie ist genau richtig für Sie, wenn Sie sich sehr intensiv mit sich, Ihren tiefsten Gefühlen und Ihrem Innersten auseinandersetzen möchten.

Wie lange dauert die Therapie? Die Therapie ist zeitlich langfristig angelegt, oft sind es drei bis vier Sitzungen pro Woche über mehrere Jahre hinweg.

Tiefenpsychologische Psychotherapie

Diese Form der Behandlung ist aus der analytischen Psychotherapie entstanden und gehört heute zu den verbreitetsten Behandlungsformen. Im Gegensatz zur analytischen Therapie werden die Konzepte aus der Kindheit vom Therapeuten zwar beachtet, bilden aber nicht den Schwerpunkt.

In der Praxis arbeitet der Therapeut mit dem Klienten zielorientiert an den Schwerpunktthemen, die zu Beginn der Behandlung besprochen und festgelegt wurden. Dabei wird durchaus vereinzelt der Blick zurück in die Vergangenheit gerichtet, insbesondere dann, wenn in der Kindheit und Jugend eine mögliche Ursache für die aktuellen Probleme vermutet wird.

Der Therapeut bietet dem Klienten in der Therapie Vermutungen für möglichen Ursachen seines Konflikts an. Er zeigt Zusammenhänge auf und bietet Auslegungen und Deutungen an, auf deren Basis gemeinsam eine Lösung erarbeitet wird.

Für wen ist diese Therapieform geeignet? Diese Therapieform wird in einem sehr breiten Spektrum von psychischen und psychosomatischen Störungen angewendet. Sie ist also für so ziemlich jedes Anliegen geeignet. Die tiefenpsychologisch fundierten Verfahren werden als Einzel- und auch als Gruppentherapie angeboten.

Wie lange dauert die Therapie? Die durchschnittliche Therapiezeit liegt zwischen 50 und 100 Stunden. Die Sitzungen finden in der Regel ein- bis zweimal wöchentlich statt. Es kann durchaus sinnvoll sein, die Therapie über einige Jahre begleitend durchzuführen, dann finden die Sitzungen alle zwei oder drei Wochen statt.

Gesprächspsychotherapie

Ganz ähnlich wie bei den bereits genannten Verfahren geht es auch hier um das unbewusste Erleben und Verhalten des Klienten. Die

Grundannahme der Theorie von Carl Rogers (1902–1987) ist, dass der Klient in seiner Selbstentfaltung blockiert ist. Nach Rogers trägt jeder Mensch die Fähigkeit in sich, seine Probleme selbst zu lösen.

Bei dieser Psychotherapie und Beratung steht der Mensch im Zentrum, nicht das Problem. In der Therapie geht es um die Selbstwahrnehmung und die Wahrnehmung der Umwelt, es geht um eine Neuorientierung und Neubewertung. Die Therapie findet in einer offenen, vertrauensvollen Atmosphäre statt. Das Verhalten des Therapeuten ist geprägt von einem hohen Maß an Empathie, positiver Wertschätzung und Authentizität.

Das Ziel der Therapie sind eine verbesserte Selbstbewertung sowie Selbstachtung und -akzeptanz. Die neue, differenzierte Bewertung des Erlebten führt zu einer Verringerung der Angst und damit zu einer besseren Bewältigung der emotional belastenden Themen.

Für wen ist diese Therapieform geeignet? Diese Therapieform wird sehr häufig in Deutschland eingesetzt und ist als alleinige Therapie, aber auch in Ergänzung zu anderen Therapieformen geeignet.

Wie lange dauert die Therapie? Die Sitzungen finden im wöchentlichen Turnus statt. Es werden ungefähr 50 bis 80 Sitzungen angesetzt, sodass die Gesamtdauer ca. ein Jahr beträgt.

Verhaltenstherapie

Immer dann, wenn das eigene Verhalten als unnormal oder störend empfunden wird, greift die Verhaltenstherapie. Das ist zum Beispiel bei ADS, Zwangsstörungen und Selbstverletzungen, aber auch bei Angststörungen der Fall. Somit ist die Verhaltenstherapie in der Regel das Mittel der Wahl bei der Emetophobie.

Das Verfahren ist in den USA aus der Lerntheorie entstanden. Es geht bei der Verhaltenstherapie in erster Linie um das Umlernen von störendem Handeln sowie um die Bearbeitung einschränkender Gedanken. Es geht nicht so sehr um das Erkennen der zugrunde liegenden Probleme oder Konflikte, wie es bei der Gesprächstherapie oder der analytischen Psychotherapie der Fall ist. Die Verhaltenstherapie ist somit sehr ziel- und lösungsorientiert.

Es werden unterschiedliche Methoden angewandt; häufig werden diese auch miteinander verknüpft. Eine Strategie bei der Behandlung von Ängsten ist die Konfrontationstherapie der Reizüberflutung (engl. *Flooding*). Das bedeutet, dass der Patient sich so lange der für ihn größten angstmachenden Situation aussetzt, bis seine Angst nachlässt. Das kann unterschiedlich lange dauern, aber irgendwann lässt jede Angst nach. Anschließend können die Gefahren neu eingeschätzt und bewertet werden. Es werden eigene Bewältigungsstrategien trainiert und neue Verhaltensweisen aufgebaut.

Die systematische Desensibilisierung wird ebenfalls sehr häufig angewendet. Hierbei erstellt der Therapeut gemeinsam mit dem Patienten eine sogenannte Angsthierarchie. Gleichzeitig erlernt der Patient ein Entspannungsverfahren, z. B. progressive Muskelentspannung oder autogenes Training. In der Entspannung stellt sich der Klient dann nach und nach seinen Ängsten, angefangen mit der Situation, die ihn am wenigsten ängstigt. Kann diese in der Entspannung bewältigt werden, steigert der Therapeut die Angstbelastung und geht zur nächsten Situation über. Zum Schluss muss sich der Klient mit den Themen auseinandersetzen, die in seiner Angsthierarchie ganz oben stehen.

Diese Methoden der Konfrontation werden häufig mit der kognitiven Verhaltenstherapie (KVT) kombiniert. Hierbei geht es darum, die eigenen schädlichen Denkmuster zu erkennen und infrage zu stellen. Angst? Ja – aber ist die Ausprägung der Angstgefühle der Situation tatsächlich angemessen? Oder bewerten Sie in Wirklichkeit nicht die Gefahr, sondern Ihre ängstlichen Erwartungen, angstbeladenen Vorstellungen und Gefühle? Falsche und belastende Gedanken und Überzeugungen werden bewusst wahrgenommen und verändert.

Für wen ist diese Therapieform geeignet? Diese Therapieform ist das Mittel der Wahl bei der Behandlung von Ängsten und Phobien und damit auch der Emetophobie. Sie setzt Ihre aktive Mitarbeit und volles Engagement voraus. Die Verhaltenstherapie ist als Einzel- und auch als Gruppentherapie möglich.

Wie lange dauert die Therapie? Im Vergleich zu den analytischen Therapien ist die Verhaltenstherapie eine kurzfristige Behandlung. Die Sitzungen finden im wöchentlichen Turnus statt. Wie viele Sitzungen tatsächlich benötigt werden, hängt von dem jeweiligen Anliegen ab. Bei manchen Menschen sind bereits wenige Stunden ausreichend, bei anderen wiederum erstreckt sich die Behandlung über Monate und Jahre.

Systemische Ansätze – Familientherapie

Dieser Ansatz geht davon aus, dass die Genesung einer Erkrankung nur möglich ist, wenn sich das System der Familie oder die Arbeitssituation ebenfalls ändert. Demnach sind die Symptome des Betroffenen lediglich der Ausdruck einer gestörten Beziehung in der Familie oder im Arbeitsumfeld. In der Therapie werden die Beziehungen entsprechend analysiert, und das Krankheitsbild des Einzelnen wird als gemeinsames Problem des Ganzen betrachtet.

Die Grundannahme ist, dass jedes Mitglied des Systems einen Anteil zum Konflikt beiträgt. Es werden eingefahrene Sichtweisen aufgebrochen und ein gegenseitiges Verständnis für die verschiedenen Lebensumstände der Familienmitglieder aufgebaut. In der Therapie durchlaufen die Familien die unterschiedlichen Spannungsfelder – es geht um Themen wie Abgrenzung, Bindung und Loslassen sowie darum, die Familienbeziehungen wieder bewusst zu erleben und zu gestalten.

Für wen ist diese Therapieform geeignet? Die systemische Therapie ist immer dann zu empfehlen, wenn Familien sich dem Anliegen eines Familienmitglieds gemeinsam stellen wollen. Allerdings ist es nicht immer leicht, alle Beteiligten für eine gemeinsame Therapie zu gewinnen. Deshalb ist es wichtig zu wissen, dass man mit den Methoden der Familientherapie auch in Einzelsitzungen arbeiten kann. Dabei betrachten Therapeut und Klient gemeinsam die Probleme und Beziehungen der Familienmitglieder im Kontext des akuten Anliegens.

Wie lange dauert die Therapie? Die Familientherapie ist eine Kurzzeittherapie. In der Regel werden sechs bis zehn Sitzungen angesetzt.

Therapie bei Kindern

Der Weg der Behandlung bei Kindern ist oft gekennzeichnet von unterschiedlichen (Fehl-)Diagnosen, die verschiedene Therapien nach sich ziehen. Wenn jedoch die somatoformen Störungen bei Kindern in Richtung Angst und Emetophobie deuten, dann fällt die Wahl in der Regel auf eine Verhaltenstherapie.

Hier wird insbesondere die sogenannte Expositionstherapie eingesetzt, bei der das Kind gezielt mit den angstauslösenden Situationen und Objekten konfrontiert wird, um so seine Angst zu bewältigen. Denn das automatische Vermeiden der Situationen führt immer tiefer in die Phobie hinein und hält die Angsterkrankung weiter aufrecht.

In der Konfrontation werden deshalb Bilder betrachtet oder Videofilme angesehen, die mit der Angst in Beziehung stehen. Das ist ein mentaler Schritt, der dem Kind die Erfahrung ermöglicht, die Situation auszuhalten und zu erleben, dass seine negativen Erwartungen und Befürchtungen nicht eintreten. Dem typischen Vermeidungsverhalten wird so Kontra gegeben.

Schritt für Schritt wird der Belastungslevel der angstmachenden Situationen oder Objekte erhöht. So gewöhnt sich das Kind an diese Situationen, und sein Selbstvertrauen wird gestärkt. Die Angst wird reduziert und im besten Fall verschwindet sie ganz. In der Regel werden die Eltern in die Therapie miteinbezogen.

Die geeignete Therapie finden

Moderne Therapeuten kombinieren häufig die effektivsten Techniken miteinander und entwickeln zusätzlich zu den anerkannten Standards eigene Therapiekonzepte. Ich möchte Ihnen ans Herz legen, sich mit den unterschiedlichen Therapieformen zu beschäftigen, bevor Sie sich für eine von ihnen entscheiden. Die Therapieform muss zu Ihnen und Ihrem Anliegen passen.

Sie können zur Entscheidungsfindung folgende Überlegungen anstellen: Möchten Sie eher Ihre Vergangenheit aufarbeiten oder Ihre Probleme im Hier und Jetzt bekämpfen? Wollen Sie mit aktiven Übungen im Alltag arbeiten oder soll das Gespräch beim Therapeuten im Mittelpunkt der Behandlung stehen? Wie viel Zeit können und möchten Sie für Ihre Therapie aufbringen?

Genauso wichtig ist es, bei der Auswahl des Therapeuten darauf zu achten, dass Sie eine Vertrauensbeziehung aufbauen können. Der Therapeut sollte Ihnen Ihre Fragen so beantworten, dass die Antwort für Sie gut nachvollziehbar ist. Die Chemie zwischen Ihnen muss stimmen, und auch die Expertise des Therapeuten sollte unbedingt berücksichtig werden.

Ihr persönliches Erfolgsrezept basiert also auf der gelungenen Kombination aus der für Sie passenden Therapieform und Ihrem Therapeuten. Sollten hinsichtlich einer dieser beiden Komponenten Zweifel bestehen, so kann das ein großes Hindernis für einen guten und erfolgreichen Therapieverlauf sein.

Unabhängig von der Therapieform gilt, dass es bei der Bekämpfung der Emetophobie nicht darauf ankommt, wie stark die Angst ist, sondern darauf, welches Potenzial Sie selbst entwickeln und einbringen, um die Angst zu bewältigen und mit ihr umzugehen.

Hypnosetherapie – Ursachen finden und Konditionierungen verändern

Hypnose ist kein Hokuspokus, wie Sie es aus dem Fernsehen kennen. Es ist ein natürlicher Zustand des Körpers und des Geistes – ein Zustand, der mit dem des „Dösens“ vergleichbar ist. Sie sind während der Hypnose vollkommen bewusstseinsklar – lediglich der Körper befindet sich in einem Ruhezustand. Es geht dabei nicht um Gedankenkontrolle, sondern darum, Ihr geistiges Potenzial zu erschließen und zu nutzen – denn in diesem Trancezustand ist das Unterbewusstsein besonders offen für die Therapie. Sie sind extrem aufnahmefähig und offen für neue Perspektiven.

Ich beantworte in der Praxis häufig die Frage nach dem Unterschied zwischen einer Meditation, einer Traumreise und einer Hypnose. Hierbei ist vorab darauf hinzuweisen, dass die Grenzen der Methoden fließend sind.

- In der Meditation geht es darum, den Geist mithilfe bestimmter Konzentrationsübungen zu beruhigen und einen entspannten, stillen und „leeren“ Zustand zu erreichen. Die Wahrnehmung der Sinne wird heruntergefahren, im besten Fall wird eine „Gedankenfreiheit“ erlebt und eine universelle Vereinigung des Selbst, das sogenannte Einssein, erreicht.
- Eine Traumreise oder geführte Meditation ist eine Form der Hypnose, denn auch hier werden häufig hypnotische Sprachmuster und positive Suggestionen genutzt. Mit beiden Methoden kann man Themen wie Selbstliebe, Selbstbewusstsein, Schlafstörungen und Gewichtsreduktion bearbeiten sowie Ängste bewältigen. In der Trance rückt der bewusste Verstand etwas in den Hintergrund; positive, zum Thema passende Suggestionen werden in diesem Zustand vom Unterbewusstsein besonders effektiv aufgenommen und abgespeichert. Die „geführte Meditation“ nutze ich in der Praxis bei besonders ängstlichen Patienten, die schon Unbehagen vor dem Wort „Hypnose“ haben.

- In der Hypnose arbeiten Sie hingegen an einem konkreten Thema und kommunizieren einen Auftrag an Ihr Unterbewusstsein. Hypnose kann ein stiller und entspannter Zustand sein, es kann aber auch zu einem emotional intensiven Erleben kommen. In der Hypnose kann der Geist bzw. das Unterbewusstsein weiter denken; durch die Fokussierung auf das Innere entstehen Bilder oder Gefühle, die zu einer Lösung umgewandelt werden.

Ich habe selbst sehr viele Erfahrungen mit Meditation und den unterschiedlichen Formen der Hypnose und Selbsthypnose gemacht und ich kann sagen, dass alle Techniken eine Trance entstehen lassen. Die Trance ist wichtig, weil sie die Verbindung oder Brücke zwischen dem Bewusstsein und dem Unterbewusstsein darstellt.

Allerdings sind die jeweiligen Ziele der Methoden unterschiedlich. Das Ziel der Meditation ist der Trancezustand im Sinne der Entspannung; in der Hypnose wird der Zustand der Trance lediglich genutzt, um mit dem Unterbewusstsein in Kommunikation zu treten und positive Veränderungen zu bewirken.

Alle Therapieformen und Übungen, die ich während der Hypnose anwende, könnten auch im Wachzustand durchgeführt werden. Unter Hypnose geht das Ganze allerdings wesentlich schneller – das ist der Grund, weshalb ich diesen Bewusstseinszustand der Trance konstant einsetze und weshalb die Hypnose mittlerweile in der Psychotherapie immer beliebter wird. Das Beste daran ist, dass Sie sich mit ein wenig Übung selbst hypnotisieren und so die Erfolge aus der Therapie zu Hause selbstständig fortsetzen können. Wie genau das geht, erfahren Sie im Kapitel „Selbsthypnose“ ab Seite 138.

Hypnose ist somit ein wunderbares Mittel, weil wir in der Trance direkt mit dem Unterbewussten kommunizieren und im Gehirn neue, positive Bilder und Filme programmieren können. So werden negative Glaubenssätze und andere Auslöser greifbarer und können leichter umgeformt werden. Ihre subjektiv wahrgenommene Realität wird zu Ihren Gunsten verändert.

Medizinische Hypnoseformen

Wir wissen tatsächlich nicht genau, wie lange es schon Hypnoseverfahren gibt. Die allerersten Aufzeichnungen sind ca. 4000 Jahre alt. Diese Keilschriften wurden bei einem Urvolk der Sumerer entdeckt. Dort haben Priesterärzte mithilfe von Hypnose geheilt. Die nächsten Schriften finden sich in Ägypten, im 15. Jahrhundert vor Christus. Auch dort waren es Priester, die mit spiegelnden Gegenständen die Augen der Patienten so ermüdeten, dass sie in einen hypnotischen Schlaf fielen.

Die wissenschaftliche Betrachtung der Hypnose setzte mit Paracelsus (1493–1541) ein. Dieser Schweizer Arzt beschrieb die Arbeit von Mönchen in den Bergen, die die Patienten mithilfe einer Kristallkugel in einen hypnotischen Schlaf versetzten, um ihnen dann heilende Worte und positive Suggestionen zu vermitteln.

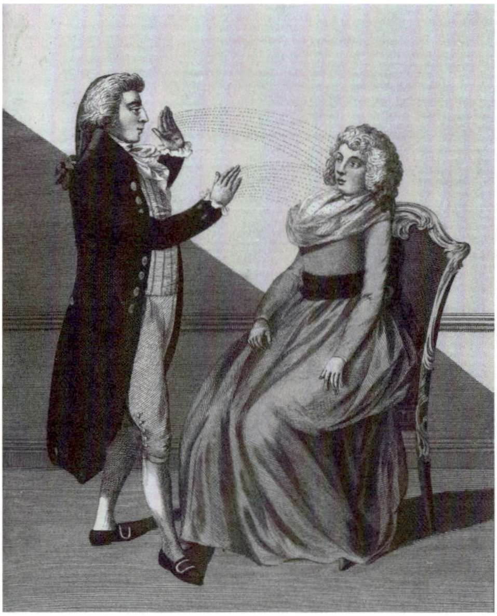

Die Hypnose findet ihren Weg in die Medizin.

In Deutschland sticht der Arzt Franz Anton Messmer (1734–1815) mit ersten Ergebnissen heraus. Messmer arbeitete mit dem tiefen Blick in die Augen der Patienten, um sie in eine Hypnose zu versetzen. Auch Freud hat Hypnose eingesetzt, sich davon aber im Laufe seines Berufslebens wieder distanziert.

Die moderne Hypnosetherapie wurde von Milton Erickson (1901–1980) und Dave Elman (1900–1967) etabliert. Beide entwickelten unterschiedliche Ansätze: Erickson arbeitete mit hypnotischen Sprachmustern und der Kraft der Metaphern, während es Elman darauf ankam, die Ursache der Angst im Unterbewusstsein zu finden und zu heilen (Regressionstherapie).

Heute ist die Hypnose eine seriöse und von der Wissenschaft anerkannte Therapiemethode und hat mit der allgemein bekannten Show- oder Bühnenhypnose absolut nichts gemeinsam. Es gibt verschiedene Hypnoseformen, die ich Ihnen im Folgenden kurz vorstellen möchte.

- **Traditionelle/klassische Hypnose:** Im Wesentlichen werden dem Unterbewusstsein mit dieser Methode ganz direkt positive Suggestionen zur Lösung des Problems angeboten.
- **Aufdeckende/auflösende Hypnose:** Hier werden zielsicher die verursachenden, tiefer liegenden Ereignisse, Muster und Strukturen aufgelöst und durch neue, sinnvolle Versionen ersetzt.
- **Moderne medizinische Hypnose:** Diese Hypnosetherapie ist lösungs- und ressourcenorientiert. In der Trance werden demnach Ressourcen (z. B. unterstützende Fähigkeiten oder positive Erinnerungen) aktiviert, um das vorher festgelegte Ziel zu erreichen. Die eigenen Bewältigungskompetenzen werden über Imagination verstärkt.
- **Selbstorganisatorische Hypnose:** In dieser Therapieform wird das Bewusstsein nicht umgangen, sondern in die Trance miteinbezogen. Die Innenwelt sowie hinderliche Assoziationen werden mit beiden Teilen des Denkens – dem Bewusstsein und dem Unterbewusstsein – in Einklang gebracht.

Hypnosetechniken

Entscheidend in der Hypnose ist nicht der Zustand der Trance, sondern der Erfolg der Hypnose steht und fällt mit den Techniken und Methoden, die im Zustand der Hypnose eingesetzt werden. Einige Techniken, die ich regelmäßig in meinen Therapiesitzungen verwende, sind folgende:

- **Reframing:** Hierbei werden negative Ereignisse umgedeutet und erinnerten Situationen wird ein neuer Rahmen gegeben.
- **Rekonstruktion:** Belastende Erinnerungen werden durch erdachte Ergänzungen oder Änderungen abgemildert oder sogar neutralisiert. Das funktioniert, da unser Gehirn kaum unterscheiden kann, ob etwas wirklich oder nur in unserer Vorstellung passiert.
- **Reorientierung in der Zeit:** Manche Themen lassen sich nicht in der Gegenwart lösen. Dazu begibt man sich in der Trance zurück in die Vergangenheit oder in die Zukunft und findet die Lösung dort.
- **Arbeit mit Metaphern:** Die bildhafte Formulierung und Sprache bietet sich an, um einen Perspektivenwechsel, einen Rollenwechsel oder eine andere zeitliche Perspektive einzunehmen. So kann der Betroffene von außen auf seine Themen schauen.
- **Arbeit mit dem inneren Kind:** Das innere Kind steht für die Verletzungen, die in der Kindheit im Unterbewusstsein abgespeichert wurden. Verdrängte Gefühle werden wahrgenommen, gespürt und dann verarbeitet und losgelassen.
- **Therapeutische Geschichten:** Das Erzählen solcher Geschichten ist ein besonders gutes Mittel in der Therapie bei Kindern. Über Metaphern können hierbei etablierte Glaubenssysteme und Denkmuster verändert werden. Die Geschichten werden von mir altersgerecht entwickelt und individuell an die jeweilige Störung angepasst. Sie eröffnen ein neues Erleben, Fühlen, Denken und Verhalten und helfen durch neue Perspektiven, Ängste zu lösen.

- **Aufbau und Stärkung von Ressourcen:** Hier sind emotionale, gedankliche Ressourcen gemeint. Denkgewohnheiten werden verändert und negative werden in positive Bewertungen umgewandelt.
- **EMDR:** Diese sehr wichtige Technik der Augenbewegungen erkläre ich ausführlich in Kapitel „Mit der EMDR-Methode von Belastungen befreien" ab Seite 134.

Hypnose wirkt bei Emetophobie

Neurowissenschaftler haben nachgewiesen, dass jeder einzelne Gedanke zu einer synaptischen Verbindung im Gehirn führt. Diese Gedanken werden im Unterbewusstsein in Form von Bildern oder Filmen abgespeichert. Das heißt: Je öfter der Betroffene sich Gedanken um die „Angst vor dem Erbrechen" macht, desto mehr synaptische Verbindungen entstehen und desto häufiger wird das negative Bild, der negative Film abgespult. Dadurch verstärkt sich die Angst eigenständig immer weiter. Die Bilder werden machtvoller, bunter und größer, sodass sie immer bedrohlicher und am Ende sogar lebensbedrohlich werden.

Hypnose in Verbindung mit Methoden wie dem *Eye Movement Desensitization and Reprocessing* (EMDR) sowie Klopfakupressur hilft dabei, die angstauslösenden Situationen, Erinnerungen oder Verknüpfungen zu bearbeiten und positiv zu verändern. Für alle angsteinflößenden Gedanken, Bilder oder Filme wird dabei ein neues Drehbuch geschrieben. So entstehen neue, positive Gedanken, die wiederum für ein angstfreies Lebensgefühl sorgen.

> *„Das Ganze ist mehr als die Summe seiner Teile."*
>
> Aristoteles (384 – 322 v. Chr.)

Aus der Praxis kenne ich die Vielfalt der Emetophobie und weiß sie sehr individuell zu behandeln. Es ist wie in den vergangenen Kapiteln ausgeführt eine sehr facettenreiche Krankheit. Aus diesem Grund liegt der Schlüssel der erfolgreichen Behandlung in der einfühlsamen Kombination der Interventionen und therapeutischen Techniken.

Mathilda, 45 Jahre

In meiner Gesprächstherapie haben wir meine Probleme wie bei einer Zwiebel Schicht für Schicht bearbeitet. Das hat viele Sitzungen gedauert und war sehr schmerzhaft, bis wir schließlich zum Kern vorgedrungen sind. Dann kamen wir nicht weiter.

Dank der Hypnosetherapie konnten wir direkt durch alle Schichten hindurch zum Kern meines Problems gelangen und dort aufräumen. Wir haben das entfernt, was dort nicht hingehört, und das alles in weinigen Sitzungen. Ich fühle mich seitdem wie befreit.

Mit der Klopfakupressur seelische Blockaden lösen

Bei der Klopfakupressur werden Akupunkturpunkte durch gezieltes, sanftes Klopfen mit Zeige- und Mittelfinger stimuliert und negative Gefühle wie Angst oder Wut aufgelöst. Diese Methode wird sowohl bei belastenden seelischen Zuständen als auch bei chronischen körperlichen Beschwerden angewandt. Deshalb kann sie bei Übelkeit und Bauchschmerzen genauso als Sofortmaßnahme eingesetzt werden wie in dem Moment, in dem Sie spüren, dass die Angst Sie überkommt.

Die Technik wurde Anfang der 90er-Jahre von dem Personal Coach Gary Craig entwickelt und beruht auf der traditionellen chinesischen Medizin sowie auf der sogenannten Gedankenfeldtherapie. Diese besagt, dass Gedanken oder chronische Schmerzen an energetische Felder im Körper gekoppelt sind. Es gibt 14 Meridianpunkte, die sich alle ein wenig unterscheiden. Es wird davon ausgegangen, dass zwischen der negativen Erinnerung – egal ob durch Gedanken, Gerüche,

Geräusche oder Schmerzen verursacht – und der negativen Emotion ein Verbindungsglied besteht. Dieses Verbindungsglied äußert sich als gestörter Energiefluss durch die Meridiane. Es geht also in der Klopfbehandlung darum, den Energiefluss zu harmonisieren und wieder in eine Balance zu bringen.

Ich zeige meinen Patienten eine sehr einfache Methode, bei der sie mit den Händen auf die Beine klopfen. Diese Form des Klopfens kann auch in der Situation der größten Anspannung gut bewältigt werden. Alternativ kann man aber auch den sogenannten „wunden Punkt“ reiben. Der Punkt liegt auf dem linken Brustkorb, eine Handbreit unterhalb des Schlüsselbeins. Das ist eine wunderbare Übung, die man zu einer täglichen Routine machen kann, auch wenn man nicht an einer Angststörung oder Ähnlichem leidet. Durch das Klopfen oder Reiben in Verbindung mit einem laut gesprochen Satz werden negative Emotionen, Erinnerungen oder Schmerzen gelöst. Das mag sich esoterisch anhören, aber auch zur Wirksamkeit dieser Technik gibt es seit 2017 wissenschaftliche Studien. Sie finden beide Übungen im Kapitel „Klopfakupressur“ im Übungsteil dieses Buches ab Seite 167.

Wir wissen bereits, wie unser Gehirn funktioniert. (Zur Erinnerung können Sie im Kapitel „Die körperliche Kettenreaktion setzt sich in Gang“ nachschlagen.) Im Gehirn befindet sich die Amygdala, der kleine Mandelkern, der in Gefahrensituationen ein Alarmsignal an den Hypothalamus sendet. Dieser löst dann all die vegetativen Reaktionen aus, die den Emetophobikern das Leben schwer machen. Während der Klopfbehandlung der Meridianpunkte spricht der Patient laut einen vorher festgelegten, positiven Satz. Daraufhin wird die Alarmmeldung der Amygdala unterbrochen. Stattdessen meldet der Hypothalamus zurück, dass der „Notruf“ unnötig sei. Das bestehende Problem wird somit gelöst.

Natürlich können die belastende Situation, das angstbeladene Gefühl oder der Bauchschmerz noch erinnert werden, aber die damit verbundenen Stresssymptome werden geringer und bleiben bei regelmäßiger Anwendung langfristig ganz aus.

Mit der EMDR-Methode von Belastungen befreien

Eine weitere Methode, die ich zur Behandlung der Emetophobie ergänzend nutze, ist das sogenannte *Eye Movement Desensitization and Reprocessing* (EMDR). Es wurde Ende der 80er-Jahre von der amerikanischen Psychiaterin Dr. Shapiro entwickelt und geht zurück auf die Augenbewegungen, die wir im Schlaf während der sogenannten REM-Phasen (engl. *Rapid Eye Movement*) machen. In diesen Phasen verarbeitet unser Gehirn Dinge aus dem Tagesgeschehen. Das macht es völlig selbstständig, genauso wie bei einem Computer ein „Update" über Nacht läuft.

Manchmal bleibt das nächtliche Update aber hängen, und so werden Dinge nicht verarbeitet, sondern einfach „ad acta" gelegt. Diese negativen oder sogar traumatischen Erlebnisse können dann später psychisch belasten. Sind diese Belastungen klein und geringfügig, kann das Gehirn sie ohne Hilfe bewältigen. Auch dafür gibt es einen „Automodus".

Das Gehirn ist darauf ausgelegt, sich selbst zu regenerieren, ebenso wie beispielsweise eine kleine Schnittverletzung von ganz allein wieder zuwächst, ohne fremde Unterstützung. Manchmal ist eine solche Schnittverletzung allerdings zu groß, um eigenständig zu heilen – wir benötigen ein Pflaster. Genauso kann eine psychische Belastung oder Verletzung so schwerwiegend sein, dass es die Selbstheilungskräfte des Gehirns übersteigt. Dadurch kann es dann im späteren Verlauf zu Blockaden und Ängsten kommen. Hier setzt das EMDR an.

Diese erfolgreiche Methode, die heute überwiegend in der Traumatherapie eingesetzt wird, arbeitet mit bilateraler Stimulation, d. h. beide Gehirnhälften werden abwechselnd stimuliert. In erster Linie geschieht dies über Augenbewegungen, die der bereits erwähnten REM-Phase nachempfunden sind. Situationen, die Sie als unangenehm oder angstauslösend erleben, werden hierbei noch einmal nachempfunden und dann mithilfe der Augenbewegungen verarbeitet. Bilder, gedankliche Filme, Geräusche oder Gerüche werden bewusst betrachtet, gehört oder gefühlt und von den belastenden Emotionen abgekoppelt.

Seit 2006 ist diese Methode auch wissenschaftlich anerkannt und durch zahlreiche Studien belegt. In meiner täglichen Arbeit habe ich die Methode der Augenbewegungen in die Hypnosetherapie integriert. Diese Kombination hat sich bei der Emetophobie als besonders kraftvoll und ergebnisreich herausgestellt. Eine Anleitung zur Selbstbehandlung finden Sie im Kapitel „Übungen für die Selbsthypnose" auf den Seiten 38 ff. und 146.

Die Hypnosesitzung in der Praxis

Ich werde häufig gefragt, wie eine Hypnosesitzung abläuft, wie sich Hypnose anfühlt und was genau dabei passiert.

Nach einem intensiven Vorgespräch wird Musik eingeschaltet, Sie machen es sich auf einer Liege bequem und fokussieren einen Punkt an der Decke. Nichts tun, nichts müssen – einfach nur da sein und möglichst bewegungslos daliegen. So richten Sie automatisch Ihre Aufmerksamkeit von außen nach innen. Ihr Körper kommt in eine tiefe Entspannung und dadurch entspannt sich auch der Geist. Das Unterbewusstsein öffnet sich für die ersehnten Veränderungen.

Um den Kern der Angst, die ursächlichen Ereignisse zu finden, ist es notwendig, dass Sie nach dem Einsetzen der Trance in das belastende, das „ungute Gefühl" gehen und es im Körper spüren. Konkret sehen Sie sich in der Hypnosetrance also noch einmal in der für Sie belastenden Situation. Um diese Ereignisse zu finden, stelle ich Ihrem Unterbewusstsein Fragen – immer mit dem Auftrag, Ihnen die auslösenden Ereignisse oder Situationen zu zeigen.

Mehr zum Thema Hypnose erfahren Sie in meiner Podcastfolge **„Hypnose und EMDR"**.

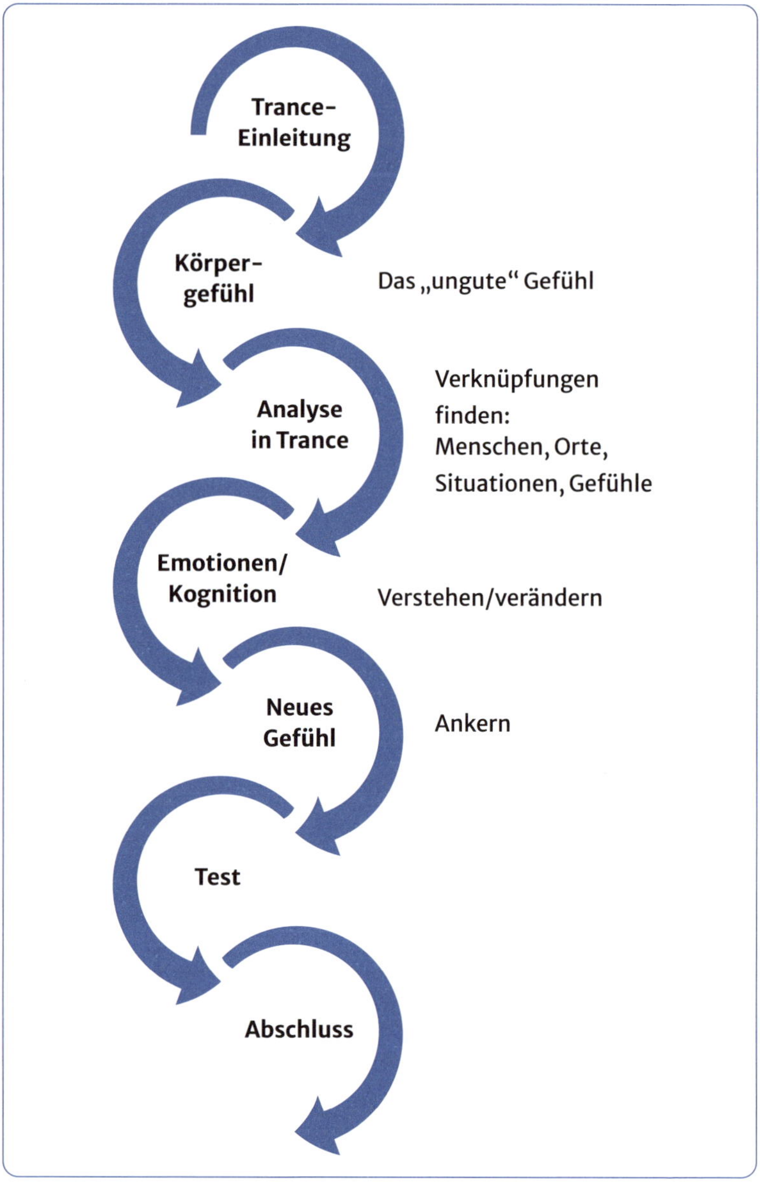

Schematischer Ablauf einer Behandlung

Häufig werde ich gefragt, woher der Patient wissen soll, ob die Antworten, die ihm in Form von Gedanken, Ideen oder Bildern in den Sinn kommen, die „richtigen" Antworten sind. Der Patient kann kaum unterscheiden, ob die Gedanken aus dem Bewusstsein oder dem Unterbewusstsein kommen. Und am Ende ist das auch weniger wichtig: Wir bearbeiten alle Antworten.

Diese traumatischen Erinnerungen, die sich auf der kognitiven Ebene in Form von belastenden Überzeugungen eingebrannt haben, werden von negativen hin zu positiven Kognitionen geführt. Es werden hinderliche Wahrnehmungen sowie Denk- und Verhaltensmuster durchbrochen, und Sie werden in Ihre eigenen Ressourcen geführt. Durch diese Erfahrung bilden sich neue Überzeugungen, mit deren Hilfe Sie ein neues Verhalten entwickeln können.

In der Regel sind für die Behandlung nur wenige Sitzungen notwendig. Die Betroffenen sind überrascht, dass oft schon nach den ersten Sitzungen eine spürbare Verbesserung und ein deutliches Nachlassen der Symptome festgestellt werden kann. Zusätzlich zu den Hypnosesitzungen bei mir in der Praxis erhält der Klient Aufgaben und Übungen, die auf ihn zugeschnitten sind und die er zu Hause ausführen kann, um die Therapieergebnisse zu verankern.

Emilia, 29 Jahre

Die Angst vor dem Erbrechen habe ich schon ein Leben lang. Bis vor drei Jahren konnte ich gut damit leben. Dann hatte ich gesundheitliche Probleme, bei denen ich unter anderem oft unter Übelkeit litt. Die Emetophobie bestimmte von dort an jede Sekunde meines Lebens. Ich konnte weder vernünftig essen noch meine Freizeit genießen oder länger als ein paar Stunden das Haus verlassen. Das Desinfektionsspray und meine Tabletten gegen Übelkeit waren meine stetigen Begleiter.

Da die Emetophobie auch meine sozialen Kontakte und meine Beziehung gefährdete, musste ich handeln. Ein Therapieplatz über die Kassen? Unmöglich! Dann fand ich Frau Effmert. Insgesamt eine Vorbesprechung und drei Hypnosesitzungen benötigte es, um mich angstfrei zu bekommen und mein Ziel zu erreichen, eine zweiwöchige Thailandrundreise anzutreten. Diese war wundervoll und ich verschwendete währenddessen keinen einzigen Gedanken an die Angst vor dem Erbrechen.

Zusammen mit Frau Effmert konnte ich – zum Teil nicht bewusste – Blockaden aus der Vergangenheit lösen. Die Hypnosesitzungen waren für mich nicht nur eine aufregende neue Erfahrung, sondern auch der Schlüssel, um nicht verarbeitete Situationen aus der Vergangenheit zu behandeln.

Wichtig ist, sich auf die Hypnose einzulassen und mit den neuen Erkenntnissen weiterzuarbeiten. Für mich war es auch wichtig, die erlernten Übungen zu wiederholen und in den Alltag einfließen zu lassen.

Selbsthypnose

Sie haben im Laufe dieses Buches viel über die Kraft des Unterbewusstseins gelernt. Sie wissen bereits, dass die Hypnose ein wunderbares Mittel ist, um diese Kräfte im Unterbewusstsein freizusetzen und mentale Stärke zu entwickeln. Mit der Kraft der inneren Bilder können Sie Ihr Leben Schritt für Schritt wieder in die gewünschte Richtung bringen. Sie können Ihren Alltag so gestalten, wie Sie es sich wünschen. Ihre unterbewusste Stärke hilft Ihnen dabei, Ihr Denken und Handeln positiv zu verändern.

Mit den folgenden Übungen werden Sie sich der Kraft Ihrer eigenen Gedanken bewusst und lernen, diese im Alltag positiv einzusetzen. Die Selbsthypnose ist eine herausragende Methode, mit der Sie Ihr Unterbewusstsein ganz eigenständig beeinflussen können. Mehr als 90 Prozent unseres Denkens und Handelns liegen in unserem Unterbewusstsein und werden von dort aus automatisch gesteuert. Wenn Sie die

Selbsthypnose erlernen und anwenden, dann können Sie sich selbst Gutes tun und Heilungsprozesse aktivieren. Sie können mit positiven Suggestionen und der Kraft der inneren Bilder Stress reduzieren, Ihr Immunsystem aktivieren und Ihre Angst vor dem Erbrechen wirksam behandeln.

Das Beste daran ist, dass die Selbsthypnose keinerlei Instrumente oder Geräte braucht und ganz einfach zu erlernen ist. Es wird Ihnen guttun, dieses Verfahren in Ihr Leben zu integrieren.

Durchführung der Selbsthypnose

Eine Selbsthypnose besteht wie jede andere Hypnose aus verschiedenen Teilen: Einleitung, Hauptteil und Schluss. Stellen Sie sich vor, dass Sie ein Menü für ein besonderes Abendessen planen. Was ist das Thema des Dinners? Ein Fleischgericht, ein Fischgericht oder etwas Vegetarisches? Dann überlegen Sie, welche Vorspeise zu Ihrem Hauptgericht passt und mit welcher Nachspeise Sie das Abendessen abschließen wollen. Genauso können Sie die Abfolge der Hypnose planen, sie an Ihre Bedürfnisse anpassen und in der Durchführung Schritt für Schritt vorgehen.

Sie finden zu den einzelnen Phasen der Selbsthypnose auf den folgenden Seiten Beispieltexte, die Sie verwenden können. Sie können immer dieselben Formulierungen benutzen oder die Hypnose jedes Mal ein bisschen anders gestalten. Mit der Zeit werden Sie merken, was für Sie am besten funktioniert, sodass Sie vielleicht eine ganz eigene Version verfassen möchten. Wundern Sie sich nicht: Die Formulierungen können zuweilen repetitiv wirken – das ist notwendig, damit sich das Unterbewusstsein auf die Übung einlassen kann.

Diese Methode erfordert ein kontinuierliches Üben. Am Anfang sollten Sie zwei- bis dreimal täglich für jeweils ca. 20 Minuten in die Hypnose gehen. In der ersten Woche starten Sie vielleicht nur mit der

Einleitung, am besten abends vor dem Einschlafen. Nehmen Sie sich Zeit und nehmen Sie die entsprechenden Texte auf, um sie sich so immer wieder anhören zu können. Sprechen Sie den Text langsam und gefühlvoll und machen Sie Pausen beim Vorlesen. Die Durchführung der Selbsthypnose wird Ihnen dann von Mal zu Mal leichter von der Hand gehen, bis die Übung irgendwann zu einer wohltuenden Routine geworden ist.

1. Einleitung

Eine Hypnose beginnt immer mit der sogenannten „hypnotischen Induktion“. Damit sind die Einleitung und die Vertiefung der Einleitung gemeint. Die Einleitung kann ganz unterschiedlich sein, darf aber auch immer demselben Rhythmus folgen. Sie beginnt in der Regel damit, dass Sie Ihren Blick auf einen Gegenstand fokussieren. Durch die Konzentration auf einen Gegenstand gehen Sie automatisch mit der Aufmerksamkeit nach innen und gelangen in den Trancezustand. Anschließend können Sie die Augen schließen und eine Entspannungsmethode wählen. Zum Ende der Einleitung wird der Trancezustand mit einigen wenigen Worten vertieft.

2. Hauptteil

Dann folgt der eigentliche Arbeitsteil der Hypnose. Sie sind in dieser Phase ganz bei sich, Ihr Unterbewusstsein ist weit geöffnet, und mit Ihren eigenen Ressourcen werden Sie nun an Ihrer ganz persönlichen Lösung arbeiten. Das kann durch Augenbewegungen bei negativen Bildern, positive Imaginationen oder positive Suggestionen geschehen. Sie finden verschiedene Bausteine für diese Phase unter „Übungen für die Selbsthypnose“ ab Seite 146.

Im Anschluss an den Hauptteil können Sie zudem sogenannte „posthypnotische Suggestionen“ in Ihre Hypnose einbauen. Das sind konkrete Aufträge, die Ihr Unterbewusstsein nach der Hypnose mit in den Wachzustand nehmen und in bestimmten Situationen ausführen darf. Formulieren Sie hierzu Gedanken oder Verhaltensweisen, die das Ziel Ihrer Hypnose vertiefen.

3. Schluss

Zuletzt folgt die Ausleitung der Hypnose. Wenn Sie die Selbsthypnose vor dem Einschlafen durchführen, dann werden Sie ganz wunderbar während der Hypnose oder zum Ende hin einfach einschlafen. Es ist dabei absolut unproblematisch, wenn Sie nicht aktiv den ganzen Text mitgehört haben. Ihr Unterbewusstsein arbeitet für Sie an Lösungsstrategien, auch wenn Ihr Bewusstsein längst schläft.

Falls Sie die Selbsthypnose nicht vor dem Einschlafen durchführen, dann fordern Sie sich zum Schluss dazu auf, wieder ins Hier und Jetzt zurückzukommen. Das ist wichtig, damit Ihr vegetatives Nervensystem wieder auf „aktiv“ umschaltet, sodass Sie sich nicht weiterhin schläfrig oder müde fühlen.

Textvorschlag und Anleitung zur Einleitung der Selbsthypnose

- Sie beginnen nun mit Ihrer Entspannung. Nehmen Sie sich Zeit und sorgen Sie für ausreichend Ruhe für Ihre Übungen. Prüfen Sie, ob Sie Ihr Handy abgeschaltet oder auf Flugmodus gestellt haben, und nehmen Sie eine angenehme Position ein. Das kann im Liegen oder im Sitzen sein – ganz so, wie es für Sie passend ist. Nehmen Sie sich eine warme Decke, bequeme Socken und öffnen Sie ggf. Ihren Hosenbund, damit auch nichts zwickt. Wo auch immer Sie gerade sind, es ist Ihre persönliche Zeit, um runterzufahren und zu entspannen. Es geht jetzt nur darum, dass Sie zur Ruhe kommen und nichts tun.

Geführte Einleitungen zur **Selbsthypnose** für Erwachsene und für Kinder können Sie sich hier anhören. Scannen Sie dazu einfach den entsprechenden QR-Code mit Ihrem Handy. Selbsthypnose ...

für Erwachsene **für Kinder**

- Fokussieren Sie mit Ihren Augen einen weiter entfernten Punkt, z. B. an der Decke, und richten Sie all Ihre Aufmerksamkeit auf diesen Punkt. Schauen Sie einfach nur den Punkt an. Ganz in Ruhe und möglichst bewegungslos. Wenn Sie sich auf den Punkt konzentrieren, dann stellen Sie vielleicht fest, wie die Dinge drum herum unscharf und weniger wichtig werden. Vielleicht sehen Sie auch bunte Kreise um diesen Punkt herum. Vielleicht passiert auch einfach gar nichts. Alles ist gut. Alles ist richtig.
- Nehmen Sie nun einen tiefen Atemzug und halten Sie kurz die Luft an, bevor Sie ausatmen. Wenn Sie mögen, können Sie die Augen schließen. Und noch einmal: tief einatmen, die Luft anhalten, und ausatmen. Und beim zweiten Ausatmen können Sie beginnen, sich zu entspannen.
- Beobachten Sie nun Ihren Atem, ohne ihn zu verändern. Achten Sie darauf, wie Sie einatmen und ausatmen. Legen Sie eine Hand auf Ihren Bauch und spüren Sie, wie sich Ihre Bauchdecke bewegt. Einfach ein- und ausatmen, ganz natürlich. Das machen Sie jetzt ein paar Atemzüge lang. Einfach nur ein- und ausatmen.
- Nehmen Sie jetzt wieder Ihren Körper wahr. Spüren Sie, wie sich die kleinen Muskeln um Ihre Augen herum entspannen. Diese Entspannung breitet sich aus.
- Die Entspannung geht von den Augen weiter in die Kiefermuskulatur. Loslassen und entspannen. Die Entspannung geht weiter in den Hals und die Schultern. Loslassen und entspannen. Von den Schultern in die Oberarme, in die Unterarme und bis in die Fingerspitzen. Loslassen und entspannen.

- Mit jedem Atemzug, den Sie nehmen, gehen Sie tiefer und tiefer in die Entspannung. Spüren Sie, wie Ihr Rücken auf der Unterlage aufliegt. Ihre Wirbelsäule ist entspannt. Die Entspannung dehnt sich aus, bis in den Bauch. Loslassen und entspannen. Alle Organe in Ihrem Bauch arbeiten gleichmäßig und ruhig. Mit jedem Atemzug gehen Sie tiefer und tiefer in die Entspannung.
- Die Entspannung geht weiter in Ihre Oberschenkel, in Ihre Unterschenkel und in die Füße, bis hin zu den Zehenspitzen. Loslassen und entspannen. Mit jedem Atemzug etwas tiefer.
- Gedanken, die Ihnen durch den Kopf gehen, können Sie kurz anschauen und dann lassen Sie sie sanft weiterziehen, wie Wolken am Himmel. Sie sind jetzt nicht wichtig. Loslassen und entspannen. Sie beobachten Ihren Atem, einfach ein- und ausatmen. Loslassen und entspannen.
- Und wenn Sie so weit sind, dann können Sie noch tiefer in die totale Entspannung gehen. Wie ein Blatt, das vom Baum fällt, so sinken Sie immer tiefer und tiefer. Und wie ein Blatt ganz langsam heruntersegelt, so gehen auch Sie ganz langsam immer tiefer und tiefer in die Entspannung. Und wie das Blatt seinen Platz am Boden findet, so finden auch Sie in die vollkommene Ruhe. Loslassen und entspannen.
- Wenn Sie jetzt oder gleich so weit sind und in der vollkommenen Entspannung angekommen sind, dann haben Sie jetzt all die körperliche Entspannung, die Sie brauchen.

Im Anschluss an die Einleitung folgt dann die individuelle Übung, die Sie sich ausgesucht haben.

Wenn Ihnen diese Einleitung gefällt, dann können Sie sie auch als eigenständige Übung zur Entspannung nutzen. Machen Sie sich keine Sorgen, wenn Ihre Gedanken ab und zu abschweifen – das ist gerade zu Beginn völlig normal. Wenn Sie störende Gedanken haben, dann kann es hilfreich sein, wenn Sie sich vorstellen, dass Sie diese Gedanken in einer Kiste oder in der Schublade einer Kommode verstauen. Sie können die störenden Gedanken auch in einem Luftballon aufsteigen und davonziehen lassen. Sie dürfen sich aber auch erlauben, nach der Entspannung die Gedanken wieder anzuschauen.

Alternativen für die Trancevertiefung

In der obigen Einleitung ist die Trancevertiefung bereits integriert. Wenn Sie statt des Blattes, das vom Baum fällt, lieber anderweitig tiefer in die Entspannung gehen möchten, gibt es unter anderem folgende Alternativen:

- Und wenn Sie so weit sind, dann können Sie noch tiefer in die totale Entspannung gehen. Stellen Sie sich eine Treppe mit neun Stufen vor. Diese Treppe gehen Sie nun ganz langsam, Stufe für Stufe hinunter. Stufe für Stufe steigen Sie die Treppe hinab. Die erste Stufe ... dann die zweite Stufe ... immer weiter hinunter, Stufe für Stufe. Die dritte Stufe ... dann die vierte Stufe ... Und mit jeder Stufe, die Sie hinabgehen, gehen sie immer tiefer und tiefer in die Entspannung. Die fünfte Stufe ... und die sechste Stufe ... Fühlen Sie, wie Ihr Körper immer schwerer und schwerer wird und wie Sie Stufe für Stufe in die totale Versunkenheit kommen. Die siebte Stufe ... die achte Stufe ... Loslassen und entspannen. Nehmen Sie nun die letzte Stufe und kommen Sie in der vollkommenen Ruhe an.
- Und wenn Sie so weit sind, dann können Sie noch tiefer in die totale Entspannung gehen. Sie stehen in einem Heißluftballon und werfen nach und nach immer mehr Ballast ab. Mit jedem Wurf steigen Sie höher und höher, fühlen sich leichter und leichter. Mit jedem

Ballast, den Sie abwerfen, gehen Sie immer tiefer und tiefer in die Entspannung, in die totale Versunkenheit ...

Posthypnotische Suggestion

- Jede gesunde Zelle speichert neue Kraft und Energie. Mit jedem Atemzug, den Sie tun, ziehen Sie Ruhe und Gelassenheit in Ihren Körper – denn in der Ruhe liegt die Kraft. In Ruhe und Gelassenheit und voller Vertrauen erreichen Sie alles, woran Sie tief und fest glauben.
- Immer dann, wenn Sie sich unwohl fühlen, erinnern Sie sich an die Entspannungswirkung dieses guten Gefühls. Schon der Gedanke an die Entspannung sorgt dafür, dass Sie sich wohlfühlen. Ein gutes Gefühl in der Vorstellung ist ein gutes Gefühl für den ganzen Körper.
- Alle Organe in Ihrem Bauch arbeiten gleichmäßig und ruhig. Sie dürfen sich und Ihrem Körper vertrauen. Mit jedem Atemzug ziehen Sie Ruhe und Vertrauen ein, und wenn Sie die Angst das nächste Mal spüren, dann erinnern Sie sich an dieses Gefühl des Vertrauens. Egal was da kommt, Sie schaffen das.

Abschluss der Hypnose

- Es ist an der Zeit, zurückzukehren ins Hier und Jetzt. Lassen Sie die Bilder verblassen, nehmen Sie die guten Gefühle und Erfahrungen mit und lassen Sie sie von Tag zu Tag und von Woche zu Woche größer werden, so wie es gut für Sie ist und sich für Sie richtig anfühlt.
- Sie beenden jetzt diese Hypnose, werden wacher und wacher. Kommen Sie zurück ins Hier und Jetzt. Fangen Sie an, sich zu bewegen und lenken Sie Ihre Aufmerksamkeit wieder nach außen. Kommen Sie in Ihrem Rhythmus und in Ihrem Tempo zurück in den Raum und in Ihre wache Wirklichkeit.
- Zählen Sie nun langsam von eins bis sechs. Bei der Zahl sechs öffnen Sie die Augen und sind ganz klar und voller Bewusstsein wieder im Hier und Jetzt. Eins ... zwei ... drei ... vier ... fünf ... sechs.

Wenn Sie bei der Einleitung zur Vertiefung eine Treppe gewählt haben, dann können Sie zur Ausleitung die Treppe in die andere Richtung zurück ins Hier und Jetzt gehen. Dafür stellen Sie sich die Treppe wieder vor und gehen Stufe für Stufe hinauf. Mit jeder Stufe werden Sie wacher und wacher. Bei der letzten Stufe öffnen Sie die Augen und sind voller Bewusstsein wieder im Hier und Jetzt.

Übungen für die Selbsthypnose

Ich werde Ihnen hier eine bunte Mischung von Techniken vorstellen, die Sie zu Hause als Modul im Hauptteil der Selbsthypnose einsetzen können. Manche Übungen eignen sich auch für unterwegs und sind zudem für den Arbeitsplatz geeignet. Sie brauchen dazu keinerlei Hilfsmittel; es braucht allerdings etwas Geduld und Ausdauer.

Anwendungshinweise

Am besten ist es, wenn Sie sich erst einmal einen groben Überblick über die Übungen verschaffen. Blättern Sie einfach durch die folgenden Seiten und schauen Sie, welche Übungen Sie besonders ansprechen. Lesen Sie sich dann den Text gründlich durch – am besten lesen Sie ihn laut vor.

Finden Sie zudem zwei oder drei Uhrzeiten am Tag, während derer Sie voraussichtlich ungestört sind und sich Zeit für sich persönlich und für Ihre Gesundheit nehmen können. Eine Uhrzeit könnte morgens nach dem Aufstehen sein und die zweite abends vor dem Einschlafen, eine dritte vielleicht in der Mittagspause.

Die Übungszeit vor dem Einschlafen ist eine besonders wertvolle Zeit, die Sie in Ihrer Planung auf jeden Fall berücksichtigen sollten. Erstens werden Sie dank der Hypnose leichter einschlafen, und zweitens wird Ihr Unterbewusstsein während der Nacht an den Themen weiterarbeiten.

Besprechen Sie Ihr Vorhaben mit Ihrer Familie, damit diese während Ihrer Übungszeiten Rücksicht auf Sie nimmt und Sie möglichst ungestört sind. Suchen Sie sich zu Beginn zudem lediglich zwei oder drei Übungen aus. Es hat sich bewährt, lieber eine geringe Anzahl an Übungen durchzuführen, diese aber konzentriert und nachhaltig.

Versuchen Sie, die Übungen jeden Tag durchzuführen. Wenn das einmal nicht möglich sein sollte, dann ist das auch kein Problem. Machen Sie einfach am folgenden Tag mit den Übungen weiter.

Für alle Übungen gelten folgende Regeln:

- Sorgen Sie für eine ruhige Umgebung.
- Schalten Sie Ihr Handy auf lautlos oder in den Flugmodus.
- Je regelmäßiger Sie die Übungen durchführen, desto besser.
- Für die meisten Übungen benötigen Sie ca. zehn bis 15 Minuten.
- Alle Übungen können als Modul in der Selbsthypnose eingesetzt oder als eigenständige Übung durchgeführt werden.

Übung 1: ein gutes Gefühl im Unterbewusstsein verankern

Führen Sie den einleitenden Teil durch, um in die Entspannung zu kommen. Bleiben Sie anschließend mit Ihrer Aufmerksamkeit bei Ihrer Atmung. Stellen Sie sich vor, wie Sie mit jedem Einatmen ein Stück Entspannung einatmen. Vielleicht hat Ihr Einatmen ja eine Farbe oder eine Konsistenz?

Dann fühlen Sie in Ihren Körper hinein, an welchen Stellen Sie noch verspannt sind. Atmen Sie diese Anspannung beim Ausatmen aus. Beim Einatmen atmen Sie Entspannung ein und beim Ausatmen Anspannung aus. Genießen Sie diesen Zustand.

Jetzt denken Sie an eine schöne Situation. Eine Situation, in der Sie sich ganz besonders gut gefühlt haben. Wenn Sie sich mehr Selbstbewusstsein wünschen, dann stellen Sie sich eine Situation vor, in der Sie sehr selbstbewusst waren. Wünschen Sie sich mehr Gelassenheit, Mut oder Leichtigkeit, dann suchen Sie sich eine Situation aus, in der Sie sich entsprechend gefühlt haben.

Lassen Sie genau dieses gute Gefühl größer und größer werden. Lassen Sie die Situation möglichst intensiv vor Ihrem inneren Auge ablaufen und nehmen Sie sie mit all Ihren Sinnen wahr. Wo waren Sie genau? Wie sah es dort aus? Können Sie auch irgendetwas hören? Etwas riechen? Vielleicht sogar schmecken? Wie fühlen Sie sich dort?

Auf diese Weise verankern Sie dieses Bild mit all Ihren Sinnen und legen es dauerhaft in Ihrem Unterbewusstsein ab. Wenn Sie in Zukunft an dieses Bild denken, dann werden Sie das gute Gefühl spüren können, weil das Bild und das Gefühl nun miteinander verknüpft sind. Und ein gutes Gefühl in der Vorstellung ist auch immer ein gutes Gefühl für den ganzen Körper.

Nach etwa zehn Minuten können Sie dann anfangen, sich wieder zu bewegen und Ihre Aufmerksamkeit nach außen zu bringen.

Schon nach dem ersten Mal werden Sie feststellen, dass sich ein gutes Gefühl einstellt – ein Gefühl der Entspannung, des Wohlbefindens, der Leichtigkeit. Je öfter Sie mit dieser Methode üben, desto intensiver werden Sie das Gefühl erleben können. Auf diese positive Empfindung können Sie dann beispielsweise zurückgreifen, wenn Sie spüren, wie in einer Stresssituation die Angst in Ihnen aufsteigt oder wenn Sie merken, dass das Gedankenkarussell Fahrt aufnimmt.

Übung 2: die Angst ausatmen

Setzen Sie sich am besten auf einem Stuhl, einem Hocker oder einem Sofa bequem hin. Beide Beine sind nebeneinander auf dem Boden aufgestellt, die Hände liegen locker auf Ihren Oberschenkeln ab. Schließen Sie Ihre Augen und konzentrieren Sie sich auf Ihren Atem, ohne ihn bewusst zu verändern.

Fühlen Sie nach der Einleitungsphase in sich hinein. Wo in Ihrem Körper fühlen Sie das „ungute Gefühl“? Wo sitzt Ihre Angst? Ist sie eher im Bauch? Im Kopf? Im Herzen? In den Beinen? Stellen Sie sich folgende Frage: Wenn dieses Gefühl eine Farbe hätte, welche Farbe wäre es?

Ziehen Sie nun beim Einatmen Kraft und Energie ein. Fühlen Sie, wie Sie bei jedem Einatmen Sauerstoff, Kraft und Energie in sich aufnehmen und wie diese frische Luft in Ihren Körper hineinströmt.

Beim Ausatmen lassen Sie das ungute Gefühl mit der Farbe heraus. Stellen Sie sich vor, wie die Farbe fortfliegt oder sich vor Ihren Augen mit der neutralen Luft vermischt, sich langsam auflöst und schließlich ganz verschwindet.

Wiederholen Sie diese Übung für einige Minuten und fühlen Sie dann noch einmal nach: Wie fühlen Sie sich jetzt? Diese Übung hat sich auch bei aufkommenden Angstsituationen bewährt, da Sie sich durch die Hypnose entspannen und die Angst bewusst loslassen können.

Übung 3: die Angst verwandeln

Setzen Sie sich am besten auf einem Stuhl, einem Hocker oder einem Sofa bequem hin. Beide Beine sind nebeneinander auf dem Boden aufgestellt, die Hände liegen locker auf Ihren Oberschenkeln ab. Schließen Sie Ihre Augen und konzentrieren Sie sich auf Ihren Atem, ohne ihn bewusst zu verändern.

Fühlen Sie nach der Einleitungsphase in sich hinein. Wo in Ihrem Körper fühlen Sie das „ungute Gefühl"? Wo sitzt Ihre Angst? Ist sie eher im Bauch? Im Kopf? Im Herzen? Wenn dieses Gefühl eine Farbe oder eine Form hätte, welche Farbe bzw. Form wäre es?

Und nun lassen Sie die Angst aus Ihrem Körper heraus. *Wo* genau kommt die Angst aus Ihrem Körper heraus? Konzentrieren Sie sich auf Ihren Körper und finden Sie die Stelle, an der die Angst herauskommen kann. Das kann z. B. über den Bauchnabel, über den Atem, aus einem Ohr, aus den Händen oder aus einer Öffnung im Körper sein, die irgendwo neu entsteht. Handelt es sich um eine kleine oder um eine große Öffnung?

Stellen Sie sich als Nächstes ganz genau vor, *wie* die Angst aus Ihrem Körper herauskommt. Verlässt das ungute Gefühl Ihren Körper schnell oder langsam? Kommt die Angst in einem Schwall oder ganz langsam, Tröpfchen für Tröpfchen heraus? Probieren Sie, ob Sie die Öffnung vergrößern können, sodass mehr von dem unguten Gefühl entweichen kann.

Sobald die gesamte Angst herausgeströmt ist, verwandelt sie sich in ein Tier. Welches Tier ist es? Schauen Sie es sich ganz genau an. Wie groß ist es? Welche Farbe hat es? Ist es ein böses oder ein liebes Tier?

Und dann lassen Sie das Tier gehen. Verabschieden Sie sich von ihm. Das machen Sie genau so, wie es sich für Sie gut anfühlt. Manche verscheuchen das Tier, andere wiederum bemerken, dass sie das Tier lieb gewonnen haben, und verabschieden sich ganz zärtlich und sanft. Nehmen Sie sich Zeit dafür. Verabschieden Sie sich in Ihrem Tempo. Ganz so, wie es für Sie richtig ist. Mit dieser Übung richten Sie den Blick bewusst auf Ihr ganz persönliches Angstgefühl und üben sich in Akzeptanz und Loslassen.

Übung 4: Veränderung von Negativem durch Augenbewegungen

Überlegen Sie sich vor dieser Übung, welches angstauslösende Bild, welche Situation oder welches Gefühl Sie bearbeiten möchten. Dann bewerten Sie diese Belastung auf einer Skala von null bis zehn, wobei null gar nicht belastend und zehn sehr belastend bedeutet.

Stellen Sie sich nun die problematische Situation vor Ihrem geistigen Auge vor und spüren Sie so intensiv wie möglich in dieses Bild hinein. Dabei ist es wichtig, dass Sie das Ganze „von außen" betrachten, also nicht aus Ihren eigenen Augen. Sie sehen das Bild wie auf einer Leinwand oder wie im Fernsehen.

Schauen Sie sich die Situation intensiv an und gehen Sie mit all Ihren Sinneskanälen durch das Bild: Was genau sehen Sie? Was können Sie hören? Was riechen Sie? Was fühlen Sie? Vielleich können Sie auch etwas schmecken? Bleiben Sie in diesem Bild und nehmen Sie es ganz bewusst für ca. eine Minute wahr.

Bewegen Sie anschließend Ihre Augen von links nach rechts. Hin und her, intensiv und kräftig, und zwar in Ihrem Rhythmus und in

Ihrer Geschwindigkeit. So lange, bis Sie das Gefühl haben, dass das Angstgefühl nachlässt, maximal jedoch für ca. 30 Sekunden. Wenn Sie diese Bewegung der Augen als unangenehm empfinden, dann können Sie alternativ die Augen kreisförmig rollen.

Holen Sie sich die Situation, das Bild oder das Gefühl noch einmal vor Ihr geistiges Auge. Wie fühlt es sich jetzt an? Wo genau liegt es nun auf der Skala?

Dann wiederholen Sie die Augenbewegung erneut für ca. 30 Sekunden und fühlen ein letztes Mal nach. Wie fühlt es sich jetzt an, wenn Sie an die Situation denken? Was hat sich verändert? Mit dieser Methode lösen Sie unverarbeitete negative Erlebnisse auf und trennen sich von ihnen.

Übung 5: Veränderung von Negativem mit der Schwarz-Weiß-Fernseher-Methode

Bei dieser Übung geht es darum, unangenehmen und belastenden Bildern im Kopf die Intensität zu nehmen, sie im wahrsten Sinne des Wortes verblassen zu lassen und ihnen dadurch eine geringere Bedeutung zu geben. Mit der Veränderung der Bilder verändert sich auch das dazugehörige Gefühl. Die Bilder werden farbloser und blasser, und das negative Gefühl schwächt sich mehr und mehr ab.

Überlegen Sie sich vorab, welches belastende Bild Sie bearbeiten möchten. Fühlen Sie in sich hinein und bewerten Sie die Belastung durch das Bild auf einer Skala von null bis zehn, wobei null für eine geringe und zehn für eine hohe Belastung steht. Beobachten Sie zudem während der gesamten Übung ihr Gefühl und welche positiven Auswirkungen die Veränderung am Bild auf Ihr Gefühl hat.

Führen Sie den einleitenden Teil der Hypnose durch, um in die Entspannung zu kommen. Danach schauen Sie sich Ihr persönliches, angstmachendes Bild ganz genau an und spüren so intensiv wie möglich in dieses Bild hinein.

Nehmen Sie nun als Erstes die Farbe aus dem Bild. Vielleicht fließt sie nach unten, vielleicht verblasst das Bild einfach. Das bunte Bild verliert die Farbe und wird schwarz-weiß, immer blasser und blasser.

Als Nächstes nehmen Sie den Kontrast heraus. Das geht wie damals am Fernseher, bei dem man mit einem Knopf den Kontrast auf scharf oder weniger scharf einstellen konnte. Machen Sie das Bild unscharf, körnig und verschwommen, bis es aussieht wie ein alter Film, den Sie von früher aus dem Fernsehen kennen.

Wenn Ihr Bild zusätzlich einen Ton hat, dann können Sie auch diesen verändern. Stellen Sie sich vor, dass es einen Regler gibt, mit dem Sie den Ton lauter und leiser stellen können. Um zu testen, wie gut es funktioniert, stellen Sie das Ganze zunächst lauter. Wird dadurch auch das Gefühl unangenehmer? Dann drehen Sie den Lautstärkeregler in die andere Richtung. Stellen Sie den Ton leiser und leiser, bis Sie ihn nicht mehr hören.

Übertragen Sie dieses bearbeitete Bild anschließend in einen alten Fernseher – so einen, wie Sie ihn vielleicht noch von Ihren Großeltern kennen – und schieben Sie ihn weg. Beobachten Sie dabei Ihr Gefühl.

Je weiter Sie den Fernseher wegschieben, desto weniger wichtig wird sein Inhalt. Sie wissen zwar, dass dort ein alter Film drin ist, aber Sie können ihn kaum noch erkennen, so weit ist der Fernseher entfernt. Lassen Sie ihn in der Entfernung stehen, mit der Sie sich am wohlsten fühlen, und spüren Sie nach, was diese Übung mit Ihrem Gefühl gemacht hat.

Nach mehrfacher Wiederholung dieser Übung über mehrere Tage hinweg werden Sie bemerken, dass das Bild seine negative, angstauslösende Kraft verloren hat.

SELBSTFÜRSORGE UND SELBSTHILFE WIRKEN

So können Sie sich selbst helfen

Ich habe im Laufe der Zeit eine Vielzahl von Methoden entwickelt, die ich meinen Patienten zeige und die unterstützend zur Behandlung in meiner Praxis dabei helfen, die Emetophobie zu überwinden. Ich lade Sie ein, die eine oder andere Übung zusätzlich zur Selbsthypnose zu Hause auszuprobieren und sich so selbst zu helfen.

Lesen Sie sich die folgenden Übungen gut durch. Alle Übungen setze ich seit Jahren in der Praxis ein. Manche von ihnen brauchen etwas Geduld, andere wiederum sind als schnelle Soforthilfemaßnahme in akuten Stresssituationen einzusetzen. Suchen Sie sich ein paar dieser Übungen aus, die am besten zu Ihrer persönlichen Situation und Ihren individuellen Bedürfnissen passen.

Es ist wichtig, diese Übungen immer wieder zu wiederholen und zur Routine zu machen. Machen Sie also lieber ein oder zwei Übungen regelmäßig und intensiv, anstatt alle Übungen halbherzig und nur ein bisschen durchzuführen. Hier kommt es nicht auf die Masse an, sondern darauf, dass Sie Übungen für sich entdecken, mit denen Sie gut und intensiv arbeiten können. Dann wird sich Ihr Angstempfinden Schritt für Schritt bessern. Wenn Sie kontinuierlich dranbleiben, dann werden Sie mithilfe dieser Übungen als weiteren Baustein Ihre Emetophobie überwinden.

Ich muss Sie an dieser Stelle jedoch darauf hinweisen, dass es Fälle gibt, in denen man auf persönliche „Experimente" lieber verzichten sollte. Das ist zum Beispiel dann der Fall, wenn Sie an einer ärztlich diagnostizierten Krankheit leiden, die sich bei Aufregung oder unter körperlicher Belastung verschlimmert. Als Beispiel wäre eine Herzerkrankung oder auch Asthma zu nennen. Grundsätzlich möchte ich Sie bitten, dass Sie sich, wenn Sie Zweifel haben, bitte an Ihren Hausarzt wenden und dort eine Einschätzung erfragen.

Die folgenden Übungen können Sie voneinander losgelöst durchführen, sie entsprechen keiner Reihenfolge. Am besten überfliegen Sie dieses Kapitel erst einmal, um sich einen Überblick zu verschaffen. Merken oder notieren Sie sich die Übungen, die Sie ansprechen oder die Sie interessant finden. Machen Sie sich dann vertraut mit dem Ablauf und führen Sie diese Übungen gründlich und regelmäßig mehrere Tage lang zwei- bis dreimal täglich durch.

Bedenken Sie, dass die einzelnen Übungen eine gewisse Routine verlangen. Das braucht ein wenig Zeit. Seien Sie großzügig und liebevoll mit sich. Wenn Sie einmal an einem Tag keine Lust haben, dann ist das kein Drama. Machen Sie einfach am nächsten Tag weiter. Wichtig ist, dass Sie dranbleiben und geduldig sind.

Das brauchen Sie:

- Zeit (ein- bis dreimal täglich jeweils etwa zehn Minuten – auf jeden Fall einmal abends vor dem Einschlafen)
- Papier und Stift
- vielleicht eine schöne Musik
- einen angenehmen, ruhigen Platz
- Handy, PC und Telefon abgeschaltet bzw. auf Flugmodus
- Muße, Ruhe und Lust auf die Übungen

Selbstfürsorge

Wenn Sie mit dem Übungsteil beginnen möchten, dann wird es für Sie sehr hilfreich sein, sich zunächst gedanklich einige Zeit mit Ihrer Emetophobie zu beschäftigen. Dazu gehört unter anderem die Analyse, wann, wie stark und durch welche Auslöser die Phobie auftritt. Das Ziel ist eine möglichst sachlich orientierte Bestandsaufnahme, auf deren Grundlage Sie die Angst gezielt angehen können.

Das Tagesprotokoll

Verschaffen Sie sich einen Überblick über Ihre persönliche Angst und führen Sie eine Art Tagebuch, in dem Sie alle Aspekte aufschreiben, die zum Verständnis Ihrer Reaktionen in angstauslösenden Situationen wertvoll sind. In den ersten Wochen sollten Sie unbedingt alle Befindlichkeiten wahrnehmen und auch die positiven notieren. Später reicht es aus, nur noch angstauslösenden Situationen zu beschreiben. Vielleicht hilft es Ihnen, das Protokoll zu bestimmten Tageszeiten in Ihren Alltag einzuplanen. Zur Erinnerung können Sie sich dazu einen Wecker oder einen Handyalarm einstellen.

Sie werden feststellen, dass diese detaillierte und protokollierte Auseinandersetzung mit Ihrer Phobie Ihnen hilft, mehr Klarheit und

Ruhe zu finden. Sie werden nach wenigen Wochen merken, welche Übungen Ihnen besonders guttun. Außerdem ist das Aufschreiben eine zusätzliche Motivation, um die Übungen wirklich täglich durchzuführen.

Vielleicht erkennen Sie sogar Zusammenhänge, die Sie vorher noch nicht beachtet hatten. Gibt es bestimmte Tagesabläufe und Muster, die die Angst verstärken? Gibt es Wechselwirkungen mit Ihrem allgemeinen körperlichen und seelischen Befinden in Bezug auf die Angst? Welche Schlüsse können Sie daraus ziehen? Gibt es Veränderungen, die Sie in Ihren Tagesablauf integrieren können, damit es Ihnen besser geht?

Beantworten Sie in Ihrem Tagesprotokoll folgende Fragen:

- Welches Gefühl haben Sie empfunden (z. B. Übelkeit, Magengrummeln, Bauchdrücken, Kloßgefühl etc.)?
- Wenn Sie die Intensität des Gefühls auf einer Skala von null (gering) bis zehn (extrem stark) bewerten müssten, welchen Wert hat das Gefühl?
- Wie lange hielt das Gefühl an?
- Wie war der genaue Gefühlsverlauf? Welches Gefühl haben Sie zuerst bemerkt, wie und wohin hat sich das Gefühl ausgebreitet?
- Gab es zusätzliche Symptome (Zittern, Schwindel, Muskelverspannungen)?
- Können Sie mögliche Auslöser erkennen: Situation, Tätigkeit, Umstände?
- Wie war Ihre allgemeine Stimmung zu dem Zeitpunkt?
- Was haben Sie dann gemacht? Welche Gegenmaßnahmen haben Sie ergriffen? Wie gut hat Ihnen das geholfen?

Emetophobie-Tagesprotokoll

Datum	Uhrzeit	Gefühl	Intensität 0–10	Dauer	Zusätzliche Symptome	Auslöser	Allgemeine Stimmung	Maßnahmen

Das Score-Modell

Bei diesem Modell geht es darum, unerwünschte Verhaltensweisen zu ergründen und konkrete Schritte für eine Veränderung zu entwickeln. Sie können mithilfe des Score-Modells die Hintergründe Ihres Problems aufdecken, anhand dieser Informationen ein Ziel formulieren und im Anschluss daran herausfinden, welche Kompetenzen und Ressourcen Sie benötigen, um es zu erreichen.

Das Tool wurde Ende der 80er-Jahre von Robert Dilts entwickelt. *Score* heißt auf Englisch „erzielen". Vielleicht kennen Sie den Begriff aus dem Fußball, da bedeutet *to score a goal* so viel wie „ein Tor schießen". Die einzelnen Buchstaben stehen hierbei für die Denkschritte sowie den Ablauf des Modells: Symptom, **C***ause* (Ursache), **O***utcome* (Ziel), Ressource und **E***ffect* (Auswirkung).

Wenn Sie sich an den folgenden Fragen orientieren und diese beantworten, dann setzen Sie sich dabei sehr detailliert mit Ihrer Emetophobie auseinander. Nehmen Sie sich ausreichend Zeit dafür. Sie können die einzelnen Fragenpakete auch an verschiedenen Tagen beantworten. Dabei läuft das Ganze wie eine kleine Zeitreise ab: Sie starten im Hier und Jetzt und schauen nach den heutigen Auswirkungen Ihrer Angst.

Danach blicken Sie in Ihre Vergangenheit, erinnern sich vielleicht sogar an wichtige Schlüsselerlebnisse, die Sie später in den anderen Übungen bearbeiten werden. Es kann an dieser Stelle hilfreich sein, Bezugspersonen nach deren Eindrücken und Erinnerungen zu befragen.

Im nächsten Schritt geht es um Ihre Zukunft: Wie möchten Sie sich fühlen, wenn die Emetophobie zu Ihrer Vergangenheit gehört? Und welche Ressourcen dürfen Sie aufbauen, um dieses Ziel zu erreichen? Wie sieht Ihr Bild von Ihrer Zukunft aus – einer Zukunft, in der Sie vollkommen von der Emetophobie befreit sind?

Symptom:

Sie beschreiben Ihren Ist-Zustand, die Gegenwart.

- Wie zeigt sich Ihr Problem?
- Woran bemerken Sie es?
- Wann und wo tritt es auf?
- Was sehen, was hören und was fühlen Sie dabei?

Cause – Ursache:

Sie schauen nach einer möglichen Ursache in der Vergangenheit.

- Wie erklären Sie sich die Entstehung des Symptoms?
- Wie konnte es dazu kommen?
- Welche Erklärungen haben andere Personen?
- Gibt es ein Schlüsselerlebnis?

Outcome – Ziel:

Das ist der Blick in die Zukunft.

- Was möchten Sie anstelle des Problems lieber haben?
- Was ist Ihr Ziel?
- Was möchten Sie in einer Angstsituation in Zukunft lieber sehen, hören, fühlen?

Ressource:

Sie machen sich auf die Suche nach den notwendigen Kompetenzen.

- Was brauchen Sie, um Ihr Ziel zu erreichen (z. B. Eigenschaften, Fähigkeiten, Denkweisen, Wissen etc.)?
- Welche äußeren Faktoren sind bedeutend (Unterstützung, Ausstattung etc.)?
- Wer könnte Ihnen wie helfen?

Effect – Auswirkung:

Zum Schluss versetzen Sie sich in Ihre neue Zukunft hinein.

- Wenn die Ressource dazukäme und das Ziel erreicht wäre – was ist dann möglich?
- Wie verändert sich Ihr Alltag?
- Wie werden Sie sich fühlen?

Ökologie-Check

Im Ökologie-Check beschäftigen Sie sich mit der Frage, ob und wie die geplante Veränderung in Ihr Leben passt. Mit diesem Check klären Sie für sich, ob „Ein Leben ohne diese Angst“ mit all Ihren Lebenssituationen zusammenpasst oder ob es irgendwo eine Unverträglichkeit gibt. Nehmen Sie sich dazu einen Stift, ein Blatt Papier und ca. 30–40 Minuten Zeit.

Haben Sie bei dieser Übung immer die verschiedenen Lebensbereiche im Blick:

- Liebe und Beziehung
- Geld und Erfolg
- Beruf und Berufung
- Gesundheit
- Vertrauen

Stellen Sie sich jeweils die folgenden Fragen:

- Was werden Sie in den einzelnen Lebensbereichen verlieren, wenn Sie nicht mehr an Emetophobie leiden?
- Was werde Sie erreichen, wenn Sie die Emetophobie loslassen?
- Was werden Sie erreichen, wenn Sie die Emetophobie nicht loslassen?
- Welche Vorteile haben Sie durch die Krankheit, das heißt, was ist das Gute an Ihrer Krankheit?

Und nun versetzen Sie sich in das angestrebte Resultat hinein.

Hypothese: die Emetophobie ist besiegt:

- Wie fühlt es sich an?
- Was werden die anderen dazu sagen?
- Wie wird sich Ihr Alltag in den jeweiligen Lebensbereichen verändern?
- Woran werden Sie es konkret merken und erkennen?

Das Gedankensystem verändern mit der Effmert®Methode

Im Kapitel „Angstauslösende Gedanken“ haben Sie bereits erfahren, welche entscheidende Rolle sogenannte Gedankensysteme bei der Emetophobie spielen. Sie werden nach dieser Übung nach der

Effmert®Methode zur individualisierten Gedankensystemkontrolle Ihr ganz persönliches, einzigartiges Gedankensystem kennen und gezielt bearbeiten, anhalten und in eine andere Richtung bewegen können. Lesen Sie sich die Fragen dazu gründlich durch. Vielleicht haben Sie auch einen Verwandten oder einen Freund, der diese Übung mit Ihnen durchführen und Ihnen die Fragen eine nach der anderen stellen kann. Oder Sie sprechen sich diese Fragen langsam und gefühlvoll auf Ihr Handy und hören sie sich in Ruhe an.

Ich empfehle Ihnen, diese Übung täglich durchzuführen – wenn möglich sogar mehrmals, wann immer Sie zwischendurch einen Moment Zeit haben. Bereits nach wenigen Tagen sollte es Ihnen in Bezug auf Ihr Gedankensystem sehr viel besser gehen.

- Nehmen Sie sich eine halbe Stunde Zeit und setzen Sie sich entspannt auf einen Stuhl. Die Beine stehen nebeneinander auf dem Boden, der Kopf ist leicht nach vorn gebeugt.
- Schließen Sie Ihre Augen und konzentrieren Sie sich auf Ihren Atem. Atmen Sie ein und aus, ohne dabei den Atem zu verändern. Es geht in dieser Übung nur darum, Ihr System zu erkennen, es zu finden, zu sehen oder zu fühlen. Es geht nicht um die Inhalte Ihrer Angst, sondern nur um die Art und Weise, wie diese angstmachenden Gedanken in Ihren Kopf kommen. Und das kann sehr unterschiedlich sein. Ich werde Ihnen gleich Vorschläge unterbreiten und Sie schauen einfach, was Ihnen als Erstes in den Sinn kommt.
- Wenn Sie jetzt oder gleich ganz entspannt auf Ihr Gedankensystem schauen, aus welcher Richtung kommen Ihre Gedanken in Ihren Kopf? Kommen Sie von oben, von der rechten Seite oder eher von links? Oder kommen sie vielleicht von unten in Ihren Kopf?
- In welcher Form kommen die Gedanken in Ihren Kopf? Kommt ein Gedanke nach dem anderen oder mehrere gleichzeitig? In welcher Form kommen sie in den Kopf? Sehen Sie ein Karussell, eine Schleife, eine Spirale oder kommen sie auf kleinen Zetteln oder wie kleine Autos auf einer Autobahn, ein Auto nach dem anderen?

Schauen Sie sich das von außen an. Wie sieht Ihr Gedankensystem aus?

- Wenn die Gedanken dann im Kopf sind, was machen sie? Bewegen sie sich im Kreis, dehnen sie sich aus, legen sie sich auf einen Stapel übereinander? Wenn Sie das System jetzt anhalten könnten, sodass keine Gedanken mehr in Ihren Kopf kommen – möchten Sie das?
- Schauen Sie mal: Gibt es einen Schalter oder einen Hebel? Wenn ja, wo befindet er sich? Aus welchem Material ist er? Ist er groß oder klein? Welche Farbe hat er? Wie funktioniert der Schalter/Hebel? Können Sie Ihr System damit deaktivieren?
- Wenn es keinen Schalter oder Hebel gibt, dann können Sie das System mit Ihrer Hand, Ihrem Fuß oder Ihrem Köper anhalten. Was müssen Sie tun, um es anzuhalten? Vertrauen Sie Ihrem Unterbewusstsein und halten Sie das System mit eigener Kraft an. Dabei kann es abrupt stoppen oder allmählich immer langsamer werden, bis es anhält. Wenn Ihr System stillsteht, dann drehen oder bewegen Sie es langsam in die andere Richtung und beobachten Sie dabei Ihr Gefühl.

Atemübungen

Der Atem spielt eine zentrale Rolle für unsere Entspannung. Deshalb gebe ich Ihnen hier eine kleine Auswahl an Atemübungen. Diese können Sie jederzeit und überall durchführen, wenn Sie sich generell mehr innere Balance wünschen, aber auch, wenn die Angst in Ihnen aufsteigt und Sie die inneren Panikprozesse deeskalieren möchten.

Dabei ist es wichtig, das Ganze völlig wertungsfrei durchzuführen. Lassen Sie den Atem einfach fließen und nehmen Sie die Rolle des Beobachters ein.

Einfach ein- und ausatmen

Wenn Sie sich für ein Atemtraining entscheiden, dann ist das aus vielerlei Hinsicht eine gute Wahl. Der Atem versorgt unseren Körper mit frischem Sauerstoff und passt sich zudem unserer Stimmungslage an. Insbesondere bei Stress und Angst wird der Atem schneller und flacher. Unsere natürliche Atmung hingegen fließt tief in den Bauch hinein.

So atmen Sie richtig:

- Legen Sie sich bequem hin oder sitzen Sie ganz entspannt.
- Legen Sie eine Hand auf Ihren Bauch.
- Jetzt atmen Sie tief durch die Nase ein.
- Fühlen Sie, wie sich Ihr Bauch beim Einatmen ausdehnt und Ihre Hand sich mit dem Bauch bewegt.
- Beim Ausatmen zieht sich der Bauch wieder zusammen, die Hand gibt nach und bewegt sich mit dem Bauch nach unten.

Das ist eine grundsätzliche Übung, mit der Sie auch zwischendurch kurz überprüfen können, ob Sie gerade gut und tief atmen. Sie können sie am Arbeitsplatz ebenso durchführen wie in der Schlange im Supermarkt.

Wenn Sie diese Atemtechnik langfristig zu einer neuen Gewohnheit machen möchten, dann legen Sie am besten einen bestimmten Zeitpunkt für Ihre Entspannung im Tagesablauf fest. Das kann der frühe Morgen sein, weil Sie sich dann zusätzlich den ganzen Tag darüber freuen können, dass Sie bereits etwas Gutes für sich getan haben. Oder am Abend, in Kombination mit Ihrer Zahnputzroutine.

Hauptsache, Sie finden eine Möglichkeit, um sich täglich für ca. fünf bis acht Minuten zurückzuziehen und sich auf Ihren Atem zu konzentrieren, ohne ihn zu verändern.

Wenn Sie das Atemtraining konsequent über 21 Tage durchführen (so lange braucht es in etwa, um eine neue Routine zu festigen), dann werden Sie bemerken, dass sich Ihre Selbstwahrnehmung in Bezug auf die Entspannung verbessert. Sie schaffen es, in Angstsituationen loszulassen, bemerken die Anspannungen früher und können dadurch viel besser entgegensteuern. Nach ca. drei Monaten werden die Veränderungen im Gehirn sogar im MRT sichtbar.

Wenn Sie einmal keine Zeit finden und die Übung einen Tag lang nicht machen, dann ist das kein Problem. Steigen Sie einfach am nächsten Tag wieder ein.

3-Minuten-Meditation

Manchmal findet man tagsüber in der Hektik des Alltags keine Zeit für ausführliche Entspannungsübungen. In diesem Fall habe ich einen kleinen Trick für Sie:

- Planen Sie eine Minute Zeit vor jedem Essen ein. Eine einzige, kleine Minute – das sind am Tag drei von insgesamt 1440 Minuten.
- Bevor Sie essen, achten Sie eine Minute lang auf Ihren Atem. Sie müssen nichts tun, einfach nur atmen.
- Schließen Sie Ihre Augen und bewegen Sie sich nicht. Achten Sie nur auf Ihren Atem, ohne ihn zu verändern. Einfach nur ein- und ausatmen.

Pica-Pica-Atmung

Die Pica-Pica-Atmung ist eine Atemübung aus Hawaii. Schon allein dieser Gedanke ist entspannend und befreiend, oder? Diese Übung ist gegen akute und chronische Schmerzen entwickelt worden und hat sich bei mir in der Praxis bei Angstpatienten als sehr hilfreich und wirkungsvoll erwiesen.

- Stellen Sie sich bequem hin, die Füße hüftbreit auseinander, die Knie leicht gebeugt, oder machen Sie es sich liegend bequem.

- Wenn Sie mögen, dann schließen Sie Ihre Augen, ansonsten fokussieren Sie Ihren Blick geradeaus.
- Lenken Sie Ihre Aufmerksamkeit auf Ihren Kopf und stellen Sie sich vor, dass Sie durch Ihren Kopf einatmen.
- Lassen Sie den Atem durch Ihren Körper strömen: vom Kopf über den Hals, den Oberkörper, die Beine bis in die Füße.
- Wenn Sie mit der Aufmerksamkeit bei den Füßen angekommen sind, dann lassen Sie den Atem durch die Füße ausfließen.
- Wiederholen Sie das einige Male und fragen Sie sich dann, wie es Ihnen geht.

Sie können diese Übung auch im Büro durchführen. Dazu setzen Sie sich an den Schreibtisch und legen die Hände mit dem Handrücken auf der Tischplatte ab, ganz so, wie es für Sie bequem ist. Wenn Sie mögen, dann schließen Sie Ihre Augen, ansonsten fokussieren Sie Ihren Blick geradeaus.

Dann lenken Sie Ihre Aufmerksamkeit auf eine Hand, ob rechts oder links, das ist egal. Das ist die Hand, über die Sie einatmen. Dann atmen Sie ein und lassen den Atem durch Ihren Körper strömen. Über die andere Hand atmen Sie wieder aus.

Notfallinstrumente

Auch wenn die Angst im Laufe der Therapie und durch die Selbsthypnose insgesamt immer weniger wird, so kann es dennoch vorkommen, dass wir in besonders triggernden Situationen in Panik geraten. Aber auch hier können Sie eingreifen und das Schlimmste verhindern. Mithilfe der folgenden Übungen können Sie Ihre Aufmerksamkeit in akuten Stresssituationen bewusst von der Angst weglenken und das Gefühl der Panik dadurch gezielt reduzieren.

Ein Song, ein Gedicht

Ein Lied zu singen oder ein Gedicht auswendig aufzusagen, ist ein sehr einfaches und wirkungsvolles Mittel bei sich anbahnenden Angstgefühlen. Unser Gehirn kann sich nämlich nur auf eine Sache konzentrieren, deshalb können Sie sich mit einem aufgesagten Gedicht in einem ersten Schritt von dem Angstgefühl „ablenken“ und zur Ruhe kommen.

Wichtig ist, dass das Gedicht oder auch der Song Ihnen wirklich gut gefällt und positive Gefühle auslöst. Ich persönlich empfehle gerne „Markt und Straßen sind verlassen“ von Joseph von Eichendorff.

Atemtrainer zur Selbstregulation

In meiner therapeutischen Arbeit spielt die Atmung eine zentrale Rolle. Sie ist eines der wenigen körperlichen Systeme, das wir sowohl unbewusst als auch bewusst beeinflussen können – und damit ein direkter Zugang zur Regulation des Nervensystems. Gerade bei Angst, Panik, innerer Unruhe oder akuter Anspannung ist die Atmung häufig beschleunigt, flach oder unregelmäßig. Der Körper befindet sich dann im Alarmmodus.

Ein Atemtrainer kann hier gezielt unterstützen. Solche Geräte geben einen ruhigen, gleichmäßigen Atemrhythmus vor und helfen dabei, die Atmung bewusst zu verlangsamen und zu vertiefen. Durch diese geführte Atmung kann sich das vegetative Nervensystem beruhigen – insbesondere der Parasympathikus, der für Entspannung und Regeneration zuständig ist.

In meiner Praxis setze ich Atemtrainer regelm

- als unterstützendes Instrument bei akuter Angst oder Panik,
- zur Stabilisierung in herausfordernden Situationen,
- und als Übung im Alltag, um frühzeitig gegenzusteuern, bevor sich Anspannung aufschaukelt.

Viele Betroffene erleben es als große Entlastung, in belastenden Momenten nicht allein auf Gedanken oder Willenskraft angewiesen zu sein, sondern ein neutrales, äußeres Hilfsmittel zu haben, das Orientierung gibt. Der vorgegebene Atemrhythmus übernimmt gewissermaßen die Führung – besonders dann, wenn Denken und Fühlen gerade schwer zugänglich sind.

Ein Atemtrainer ersetzt keine Therapie, sondern ist ein unterstützendes Werkzeug. Richtig eingesetzt kann er jedoch die Selbstwirksamkeit stärken.

Klopfakupressur

- Setzen Sie sich auf einen Stuhl, die Füße ungefähr in Hüftbreite auf dem Boden aufgestellt.
- In Gedanken „erden" Sie sich, z. B. indem Sie denken: „Meine Füße stehen stabil auf dem Boden" oder „Ich stelle mir vor: Ich bin ein Baum und spüre jetzt, wie die Wurzeln unter meinen Füßen tief in den Boden wachsen und mir Halt geben".
- Dann legen Sie Ihre Hände auf die Oberschenkel und klopfen abwechselnd mit der rechten und der linken Hand auf die Schenkel. Mal schneller, mal langsamer, rhythmisch oder ohne Rhythmus, sachte oder stärker – ganz so, wie es sich für Sie richtig anfühlt.
- Dabei sagen Sie: „Auch wenn ich diese Angst habe, liebe ich mich so, wie ich bin, und akzeptiere mich von ganzem Herzen."
- Sie klopfen so lange, bis Sie das Gefühl haben, dass es Ihnen besser geht. In der Regel dauert das nur wenigen Minuten.

Sollte dieser Satz zu lang oder in Ihrer speziellen Situation nicht ganz passend sein, dann können Sie auch die Angst visualisieren und einfach „wegklopfen". Diese Technik setze ich häufig sehr erfolgreich bei Kindern ein. Auch bei jungen Erwachsenen, deren Angst ansteigt, wenn sie etwas essen sollen, ist diese Übung sehr hilfreich. Sie klopfen so lange, bis sie das Gefühl haben, dass sie problemlos essen können.

Alternativ können Sie auch den Daumen Ihrer rechten Hand auf die Spitze des linken Schlüsselbeins legen. Von dort aus gehen Sie mit Ihrer Handfläche ca. eine Handbreit nach unten. Dort finden Sie den sogenannten „wunden Punkt", den Sie in der Abbildung erkennen können. Es handelt sich dabei um einen Reflexpunkt, durch den viele Nerven laufen. Dieser Punkt ist für den Abtransport von Giftstoffen zuständig und zudem für die Auflösung von seelischen Blockaden von großer Bedeutung.

Diese Übung ist auch ein wunderbares Ritual, mit dem Sie jeden Tag beginnen können. Reiben Sie den wunden Punkt mit Ihrer rechten Hand und sagen Sie laut und deutlich mehrmals hintereinander den Ihnen bereits bekannten Satz.

Als Tagesritual können Sie diesen Satz individuell anpassen. Der erste Teil beinhaltet dann das zu bearbeitende Gefühl: „Auch wenn ich heute keine Lust auf meine Arbeit habe / nicht in meiner Balance bin / ... liebe ich mich so, wie ich bin, und akzeptiere mich von ganzem Herzen." So können Sie den Satz verändern oder einen eigenen entwickeln – wichtig ist, dass er Ihnen ein Gefühl von Selbstliebe und -akzeptanz vermittelt und Sie sich damit wohlfühlen.

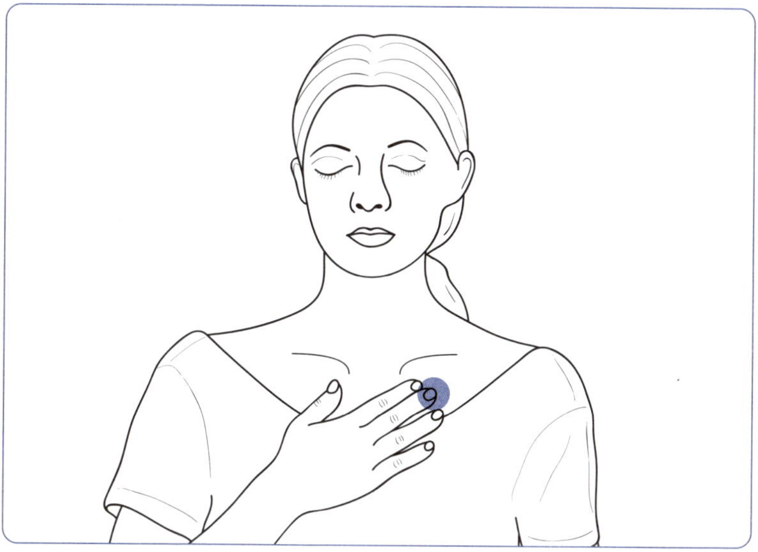

Den „wunden Punkt“ massieren

Fingermassagen

Die Theorie der sogenannten Reflexzonenmassage geht davon aus, dass unsere Hände, Füße und Ohren über Muskeln und Nervenbahnen mit den inneren Organen verbunden sind. Mit Druck- und Massagetechniken kann man eine Wirkung auf ausgewählte Organe erzielen und so einen inneren Ausgleich schaffen. Sie werden überrascht sein, wie simpel und wirkungsvoll diese Übung ist. Massieren Sie einfach den entsprechenden Finger einige Sekunden oder auch einige Minuten lang. Je nachdem, wie es sich gut anfühlt.

Daumen: Herz und Lunge

Wenn Sie Herzrasen haben oder schlecht Luft bekommen, dann massieren Sie Ihren Daumen. Ihr Herzschlag wird sich beruhigen und die Atmung wird wieder frei fließen.

Zeigefinger: Magen und Dickdarm
Wenn Sie Bauchweh haben oder an Verdauungsproblemen wie Verstopfung oder Durchfall leiden, dann kann das Massieren Ihres Zeigefingers Abhilfe schaffen.

Mittelfinger: Herz, Dünndarm und Kreislauf
Über den Mittelfinger entspannen Sie Ihren Kreislauf, Ihr Herz und den Dünndarm. Das hilft Ihnen bei Reiseübelkeit, Schwindel und wenn Sie nicht schlafen können.

Ringfinger: Entspannung
Der Ringfinger ist ein zentraler Finger für die Entspannung. Bei Stress und Unwohlsein hilft eine Massage vom Ringfinger umgehend.

Kleiner Finger: Nieren, Kopf und Nacken
Bei Kopf- und Nackenschmerzen und auch bei Nierenproblemen hilft ein Reiben des kleinen Fingers.

Handfläche: komplettes Nervensystem
Unsere Handflächen stehen mit dem gesamten Nervensystem in Kontakt. Reiben Sie Ihre Handflächen aneinander oder klatschen Sie in die Hände. Sie werden sich automatisch wacher und energievoller fühlen.

Akupressur gegen Übelkeit

Die Akupressur – im japanischen *Shiatsu* genannt – ist ein anerkanntes Heilverfahren, bei dem leichter Druck an bestimmten Körperstellen ausgeführt wird. Passend für Emetophobiker gibt es einen hilfreichen Druckpunkt für den Magen. Das heißt, um den Magen zu beruhigen, sollten Sie nicht unbedingt den Bauch, sondern lieber Ihren Arm massieren. Der Punkt Pericard 6 gilt als „Meisterpunkt gegen Übelkeit“.

Durch leichten Druck wird das Zwerchfell entspannt und Übelkeit sowie Erbrechen werden gelindert.

- Legen Sie den Daumen auf Ihre Handgelenksfalte. Gehen Sie dann zwei Daumenbreiten in Richtung Ellbogen. Hier befindet sich der Pericard 6. Tasten Sie den Bereich ab; meistens ist der Punkt etwas druckempfindlicher.
- Drücken Sie nun mit der Fingerkuppe von Zeige- oder Mittelfinger leicht auf den Punkt. Nach ca. vier Minuten sollte die Übelkeit verschwinden.

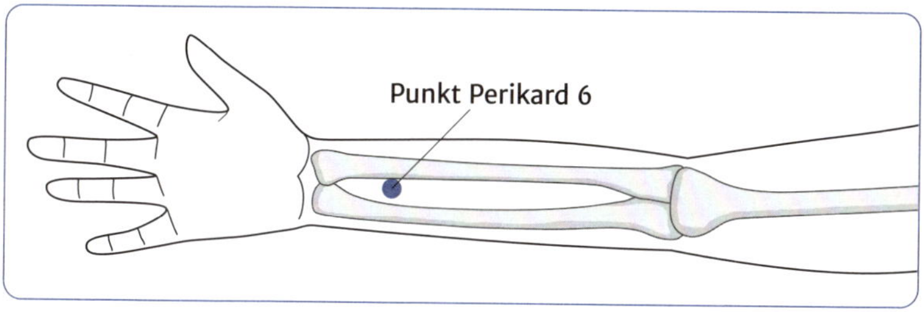

Akupressurpunkt Pericard 6

Bewährt haben sich bei der Akupressur zudem sogenannte Sea-Bands®. Sie können diese Bänder in der Apotheke kaufen oder über das Internet bestellen. Das Band ist elastisch und hat innen eine Noppe, die auf den Pericard 6 drückt.

Es kann so lange wie erforderlich getragen und mit mildem Spülmittel gewaschen werden. Eine längere Verwendung kann jedoch zum Anschwellen der Hände führen. In solchen Fällen sind die Bänder vorübergehend abzulegen.

Zentrierungsübung „Love and Peace“

Diese Übung fördert Ihre innere Balance und führt Sie zu mehr Konzentration und neuer Kraft. Sie kann auch am Arbeitsplatz durchgeführt werden und ist immer dann sinnvoll, wenn ...

- Sie sich nervös und angespannt fühlen,
- Sie nicht mehr wissen, wo Ihnen der Kopf steht,
- Sie in Gedanken von einem Thema zum nächsten springen und nicht weiterkommen,
- Sie wieder zur Ruhe kommen möchten,
- Sie eine kleine Auszeit brauchen.

Im ersten Schritt der Übung entscheiden Sie sich für den Zeigefinger (gegen Bauchschmerzen und Verdauungsprobleme) oder den Mittelfinger (gegen Übelkeit und Schwindelgefühle).

- Bilden Sie anschließend mit dem ausgewählten Finger sowie mit dem Daumen an der linken Hand einen Kreis.
- Jetzt führen Sie den Daumen der rechten Hand durch den Kreis der linken Hand. Mit dem Zeige- bzw. Mittelfinger der rechten Hand schließen Sie nun den zweiten Kreis. Ihre Finger sind auf diese Weise miteinander verschlungen.
- Drücken Sie die Finger sanft zusammen und halten diesen Druck. Schließen Sie die Augen und atmen Sie tief durch die Nase ein und durch den Mund wieder aus.
- Beim Einatmen denken Sie an das Wort „Ruhe“ und beim Ausatmen an das Wort „Frieden“.

Sie können sich alternativ auch vorstellen, wie diese Wörter in einer Endlosschleife in Form einer liegenden Acht hin- und hergleiten. Sie können die beiden Wörter zudem anpassen. Achten Sie dabei auf einen angenehmen Gleichklang. Eine meiner Klientinnen entschied sich für Love and Peace.

Spezielle Übungen – nicht nur für Kinder

Als Eltern möchten Sie Ihr Kind unterstützen und sind deshalb umso mehr darauf angewiesen, in anstrengenden und herausfordernden Situationen selbst einen klaren Kopf zu bewahren. Aus diesem Grund empfehle ich auch Ihnen die folgenden Entspannungsübungen. Sie können sie allein oder zusammen mit Ihrem Kind durchführen und dadurch zum einen Ihre eigene innere Balance stärken und zum anderen Ihrem Kind die Unterstützung schenken, die es braucht.

Das Tagesprotokoll – Kinderversion

Zur Stärkung der Selbstwahrnehmung.

Führe ein kleines Protokoll, in dem du festhältst, wie der Tag für dich war. Wenn du magst, dann kopiere das Bild auf dieser Seite und nimm dir jeden Abend ein paar Minuten Zeit für dich. Setze dich dann bequem hin und überlege dir, wie der Tag für dich war. Du kannst das entsprechende Feld einfach ankreuzen oder du benutzt Smileys.

Wenn du etwas mehr Zeit hast oder Dinge geschehen sind, die du aufschreiben möchtest, dann kannst du dafür eine zusätzliche Spalte anlegen und dir lustige Symbole überlegen, die für deine Erlebnisse stehen.

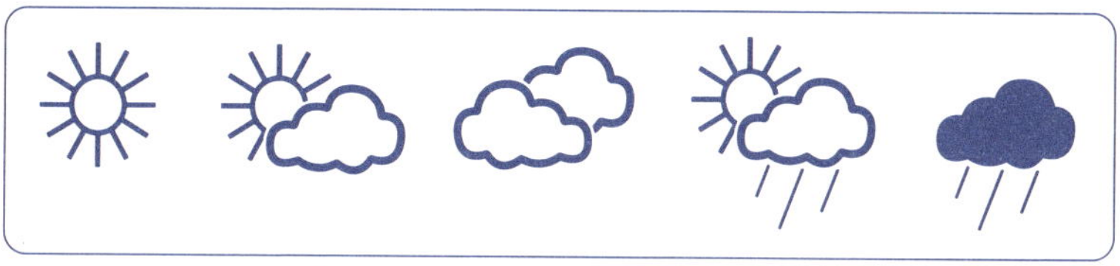

Kinder können Tagesprotokolle mit Symbolen versehen.

Entspannungshypnose „Der sichere Ort“

Für Wohlbefinden und Sicherheit.

Diese Übung lässt sich am besten vor dem Schlafengehen durchführen. Sie können den Text vorlesen oder aufnehmen, und Ihr Kind kann ihn sich dann jederzeit anhören. Vielleicht hat Ihr Kind später Lust, ein Bild von seinem sicheren Ort zu malen, das es an die Entspannungsübung erinnert. Das Bild können Sie dann an einem schönen Ort in der Wohnung oder im Kinderzimmer aufhängen.

- Suche dir einen ruhigen Ort, an dem du gut sitzen oder liegen kannst. Mache es dir bequem. Vielleicht kuschelst du dich unter eine warme Decke auf dem Sofa oder du liegst ganz gemütlich in deinem Bett. Egal wo du gerade bist – mache es dir so richtig bequem. Schließe deine Augen und komme zur Ruhe.
- Ich lade dich zu einer kleinen Übung ein, zu einer kleinen Entdeckungsreise. Es ist eine Reise zu deinem ganz persönlichen, sicheren Ort.
- Wenn du merkst, dass du diese Übung heute nicht machen möchtest, dann kannst du meine Worte einfach vorbeiziehen lassen – wie Wolken am Himmel. Die Wolken ziehen immer weiter und lösen sich auf, wie der Rauch im Wind.
- Wenn du dich entscheidest mitzumachen, dann darfst du dich jetzt innerlich auf die Suche nach einem Ort begeben, an dem du dich wohl und sicher fühlst. Du darfst dir überlegen, welcher Ort das sein könnte.
- Das ist ein Ort oder eine Situation, in der nichts und niemand dich ängstigen kann. Ein Ort, an dem geschützt, sicher und geborgen bist. Diesen Ort kannst du jederzeit aufsuchen und auch wieder verlassen, wann immer du möchtest. Lass einfach deine Gedanken schweifen und beobachte, was dir dabei in den Sinn kommt.

- Vielleicht siehst du schon Bilder, vielleicht spürst du zunächst etwas oder du denkst an einen sicheren Ort. Was für ein Ort könnte das sein? Jeder Ort ist möglich. Das kann ein Ort sein, den du kennst, ein Ort von einer Postkarte oder ein Ort, den es nur in deiner Fantasie gibt. Ein Ort bei dir zu Hause, im Wald, auf einer Wiese, am Meer oder im Weltall. Dein Unterbewusstsein kann frei wählen, welcher Ort es ist.
- Und du kannst frei wählen, wie es dort aussehen soll. Du kannst den Ort so gestalten, wie es für dich schön und angenehm ist. Du darfst es dir dort richtig gemütlich machen – dir stehen dafür alle möglichen Hilfsmittel zur Verfügung: Kuscheltiere, Werkzeuge, Autos, Möbel, Blumen ... Sogar ein magischer Zauberstab oder ein Zauberspruch sind möglich.
- Vielleicht gibt es einen besonders bequemen Platz für dich. Dieser Ort ist für dich ganz allein. Schau dich um. Was kannst du dort alles sehen? Kannst du etwas hören? Riecht es dort angenehm? Kannst du etwas schmecken? Wie fühlst du dich an deinem Ort?
- Dieser sichere Ort ist jetzt dein persönlicher Schutzort. Lass dir Zeit, um dieses gute Gefühl zu spüren und aufzutanken. Wo genau fühlst du das gute Gefühl? Im Bauch? Im Kopf? In den Beinen? Lass das gute Gefühl größer werden. Vielleicht kannst du es ausdehnen oder strömen lassen.
- Das Beste an diesem Ort ist, dass du immer dann, wenn du dich ängstlich, unwohl oder krank fühlst, in Gedanken an diesen Ort gehen und es dir so richtig gemütlich machen kannst.
- Schon der Gedanke an diesen Ort wird ein gutes Gefühl in dir auslösen. Und du wirst sehen, dass es dir von Mal zu Mal immer leichter und schneller gelingen wird, an diesen Ort zurückzukehren.
- Du kannst dieses gute Gefühl nun mit in deinen Traum nehmen und einfach einschlummern. Morgen früh wachst du dann, nach einem wunderschönen, erholsamen Schlaf, vollkommen erfrischt auf.

Fragebogen: Mit Fragen aus der Angst

Für den Akutfall zur Stabilisierung.

Es hat sich in der Praxis bewährt, im Akutfall einen Fragebogen zur Hand zu haben, den Sie dann mit Ihrem Kind durcharbeiten. Ältere Kinder und Jugendliche können diese Übung auch eigenständig durchführen. Es beginnt mit sehr einfachen Fragen, die sich in ihrer Intensität steigern. Wenn das Kind die Fragen – im Kopf oder am besten mit lauter Stimme – beantwortet, dann werden Sie merken, dass die Angst kleiner wird, weil das Kind sich auf etwas anderes konzentriert. Gerne können Sie die Vorschläge um eigene Fragen erweitern.

- Wie heißt du?
- Wo wohnst du?
- Wie ist deine Telefonnummer?
- Wann und wo wurdest du geboren?
- Was ist dein Lieblingsessen?
- Wie heißt dein Lieblingsbuch / deine Lieblingssendung im Fernsehen?
- Was sind deine Lieblingsblumen? Wie genau sehen sie aus?
- Wer ist dein Lieblingslehrer?
- Beschreibe ganz genau deinen Weg zur Schule / zu den Großeltern / zum besten Freund.

ABC-Technik

Für den Akutfall zur Stabilisierung.

Auch bei dieser Übung geht es wieder um die Orientierung der Wahrnehmung nach außen und somit um die Ablenkung von der Angst. Es wird zunächst ein bestimmtes Themengebiet ausgewählt, zu dem dann zu allen Buchstaben des Alphabets Wörter gefunden werden müssen. Als kleines Beispiel für die Wortgruppe Länder: „Angola, Belgien, Costa Rica, Deutschland, England, Finnland, Grönland, ... Zypern!

Diese Übung können Sie mit dem Kind gemeinsam machen, zum Beispiel durch lautes Aufsagen der Wörter, oder Sie können Ihr Kind bitten, eine Liste zu schreiben.

Weitere Wortgruppen können z. B. sein:

- Tiere
- Klassenkameraden aus der Schule
- Blumen
- Fußballspieler
- Weihnachten
- Sommerferien
- etc.

5-4-3-2-1-Technik

Für den Akutfall zur Stabilisierung.

Das Kind sollte bei dieser Übung die Augen im Idealfall geöffnet halten. So wird die Ausrichtung der Aufmerksamkeit nach außen erleichtert. Sollte das Kind die Augen lieber schließen wollen oder schläfrig werden, dann ist aber auch das vollkommen in Ordnung.

Fragen Sie Ihr Kind nacheinander, was es sieht, hört und fühlt. Dabei wird die Antwort in der ersten Runde fünfmal wiederholt, in der nächsten Runde viermal usw., bis Sie schließlich bei einmal angelangt sind.

Es ist vollkommen in Ordnung, wenn das Kind dabei immer wieder die gleichen Dinge benennt. Wenn Sie in der Abfolge der Fragen durcheinandergeraten, dann ist das kein Problem. Machen Sie einfach weiter.

Beispiel für die erste Runde

Eltern: Was siehst du?

Kind: Ich sehe einen Teddy. Ich sehe einen Teddy. Ich sehe einen Teddy. Ich sehe einen Teddy. Ich sehe einen Teddy.

Eltern: Was hörst du?

Kind: Ich höre ein Auto. Ich höre ein Auto. Ich höre ein Auto. Ich höre ein Auto. Ich höre ein Auto.

Eltern: Was spürst du?

Kind: Ich fühle meine Bettdecke. Ich fühle meine Bettdecke. Ich fühle meine Bettdecke. Ich fühle meine Bettdecke. Ich fühle meine Bettdecke.

Ein Bonbonglas voller guter Dinge

Zur Stärkung des Selbstbewusstseins.

Was du dafür brauchst:

- ein großes, durchsichtiges Glas
- kleine Zettel (auch gerne bunt)

Schreibe jeden Tag mindestens drei Dinge auf, die gut gelaufen sind – jedes Ereignis auf einen eigenen kleinen Zettel. Manchmal fällt dir vielleicht nicht direkt etwas ein; dann warte einen Moment und erinnere dich an den Tag: Wie war es in der Schule? Wie war es zu Hause mit deinen Geschwistern, Eltern oder Freunden? Hast du mit einem Haustier gespielt? Hast du gut gegessen?

An manchen Tagen werden es viele Zettel sein, an anderen Tagen nicht so viele. Du wirst sehen, wie dein Glas immer voller wird. Du kannst dein Glas auch beschriften oder bemalen. Wenn du dann mal einen nicht so guten Tag hast, dann kannst du in das Glas greifen und dir ein paar Zettel durchlesen. Das wird dafür sorgen, dass du dich wieder besser fühlst.

DANK

Allen voran möchte ich mich bei meinen Patienten bedanken, die sich zur Behandlung ihrer Emetophobie vertrauensvoll an mich gewandt haben. Und auch den Eltern, die mit ihren Kindern und Jugendlichen zu mir gekommen sind. Nur durch sie alle, mit ihren so unterschiedlichen, individuellen Erfahrungen, habe ich ein tiefes Verständnis von der Entstehung, dem Verlauf und den Behandlungsmöglichkeiten dieser Erkrankung entwickeln können. Jede Krankheitsgeschichte, die ich gehört habe, ist einzigartig. Deshalb an dieser Stelle noch einen ganz besonderen Dank an all jene Patienten, die mit ihren persönlichen Beiträgen dieses Buch bereichert haben.

Dann möchte ich mich bei meinem Freund Ralf Sürtenich bedanken, der die Idee für dieses Buch unterstützt und dessen Entstehung durch unseren steten Austausch sehr wertvoll begleitet hat. Ohne ihn wäre dieser Ratgeber ganz sicher nicht entstanden.

Herzlich bedanke ich mich bei Katja Koschate vom humboldt Verlag für das Möglichmachen dieses Buches und bei meiner Lektorin Meike Key für die wunderbare Betreuung meines Schreibens.

Ich bin dankbar für das, was ich tun darf, für das Vertrauen, die Offenheit und alle Chancen, die das Leben mir gibt.

Martina Effmert

LESETIPPS UND QUELLEN

Aron, Elaine N. (2008): Das hochsensible Kind: Wie Sie auf die besonderen Stärken und Bedürfnisse Ihres Kindes eingehen. München: mvg Verlag.

Aron, Elaine N. (2005): Sind Sie hochsensibel? Wie Sie Ihre Empfindsamkeit erkennen, verstehen und nutzen. München: mvg Verlag.

Feistner, Renate (2018): Essstörungen – Heilung ist möglich: Ein Praxishandbuch. Stuttgart: Klett-Cotta Verlag.

Hanh, Thich Nhat (2011): Versöhnung mit dem inneren Kind: Von der heilenden Kraft der Achtsamkeit. München: O.W. Barth.

Harris, Thomas A. (1975): Ich bin o.k. – Du bist o.k.: Wie wir uns selbst besser verstehen und unsere Einstellung zu anderen verändern können – Eine Einführung in die Transaktionsanalyse. Hamburg: Rowohlt Verlag.

Höller, Yvonne (2012): Emetophobie, Die Angst vor dem Erbrechen: Aktueller Forschungsstand und Informationen für Betroffene und Angehörige. Berlin: Rhombos-Verlag.

Hüther, Gerald (2020): Wege aus der Angst: Über die Kunst, die Unvorhersehbarkeit des Lebens anzunehmen. Göttingen: Vandenhoeck & Ruprecht.

Kandel, Eric (2018): Was ist der Mensch. Störungen des Gehirns und was sie über die menschliche Natur verraten. München: Siedler Verlag.

Levine, Peter A. (2011): Sprache ohne Worte: Wie unser Körper Trauma verarbeitet und uns in die innere Balance zurückführt. München: Kösel-Verlag.

Reddemann, Luise; Wöller, Wolfgang (2019): Komplexe Posttraumatische Belastungsstörung (Praxis der psychodynamischen Psychotherapie – analytische und tiefenpsychologisch fundierte Psychotherapie). Göttingen: Hogrefe Verlag.

Rief, Winfried; Hiller, Wolfgang (1998): Somatisierungsstörungen und Hypochondrie. Fortschritte der Psychotherapie. Göttingen: Hogrefe Verlag.

Riemann, Fritz (45. Aufl. 2019): Grundformen der Angst. München: Ernst Reinhardt Verlag.

Rosenberg, Stanley (2018): Der Selbstheilungsnerv: So bringt der Vagus-Nerv Psyche und Körper ins Gleichgewicht. Kirchzarten: VAK Verlag.

Satir, Virginia (2018): Selbstwert und Kommunikation: Familientherapie für Berater und Selbsthilfe. Stuttgart: Klett-Cotta Verlag.

Saum-Aldehoff, Thomas (3. Aufl. 2015): Big Five – Sich selbst und andere erkennen. Düsseldorf: Patmos Verlag.

Schmale-Riedel, Almut (2016): Der unbewusste Lebensplan: Das Skript in der Transaktionsanalyse. Typische Muster und therapeutische Strategien. München: Kösel-Verlag.

Schorr, Brigitte (2011): Hochsensibilität: Empfindsamkeit leben und verstehen. Holzgerlingen: SCM Hänssler.

Sharipo, Francine (2012): EMDR- Grundlagen und Praxis: Handbuch zur Behandlung traumatisierter Menschen. Paderborn: Jungfernmann Verlag.

DIE AUTORIN

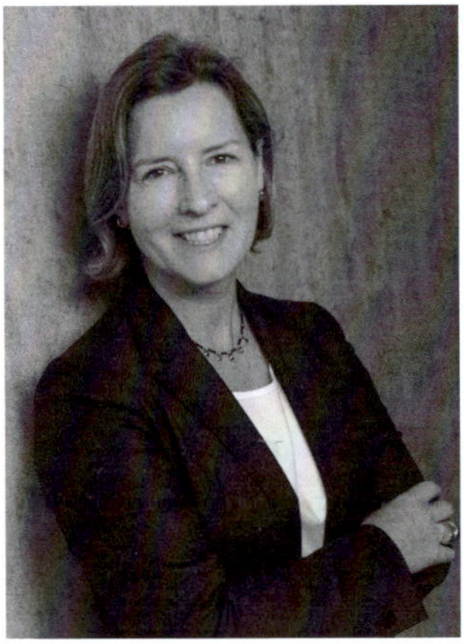

Martina Effmert ist Heilpraktikerin und Heilpraktikerin für Psychotherapie, ausgebildeter NLP-Kommunikationsberaterin und Hypnosetherapeutin. Die Dipl.-Betriebswirtin verfügt über 30 Jahren Erfahrung im Management namhafter Unternehmen.

Zu ihren Behandlungsschwerpunkten gehören Ängste, Phobien mit ihren zahlreichen, differenzierten Ausprägungen sowie psychosomatische Erkrankungen. Dazu bietet sie deutschlandweit nicht nur Therapien, sondern auch Workshops und Seminare sowie videobasierte Sitzungen an.

Auf Grundlage dieser mehrgleisigen Qualifikationen entwickelte sie eine spezielle Methode zur Behandlung von Angsterkrankungen.

Die Fachfrau für Angststörungen ist als Autorin von Fachartikeln und als Referentin bei internationalen Fachkongressen sehr gefragt. Ihre besondere Expertise liegt in der therapeutischen Behandlung der Emetophobie. www.effmert-praxis.de

Bibliografische Information der Deutschen Nationalbibliothek
Die Deutsche Nationalbibliothek verzeichnet diese Publikation in der deutschen Nationalbibliografie; detaillierte bibliografische Daten sind im Internet über https://dnb.de abrufbar.

ISBN 978-3-8426-4244-7 (Print)
ISBN 978-3-8426-4245-4 (PDF)
ISBN 978-3-8426-4246-1 (EPUB)

3. Auflage

Die Ratgebermarke der Schlütersche Fachmedien GmbH
Hans-Böckler-Allee 7, 30173 Hannover
www.humboldt.de
buchvertrieb@schluetersche.de
www.schluetersche.de

Aus Gründen der besseren Lesbarkeit wurde in diesem Buch die männliche Form gewählt, nichtsdestoweniger beziehen sich Personenbezeichnungen gleichermaßen auf Angehörige des männlichen und weiblichen Geschlechts sowie auf Menschen, die sich keinem Geschlecht zugehörig fühlen.

Autorin und Verlag haben dieses Buch sorgfältig erstellt und geprüft. Für eventuelle Fehler kann dennoch keine Gewähr übernommen werden. Weder Autorin noch Verlag können für eventuelle Nachteile oder Schäden, die aus in diesem Buch vorgestellten Erfahrungen, Meinungen, Studien, Therapien, Medikamenten, Methoden und praktischen Hinweisen resultieren, eine Haftung übernehmen. Insgesamt bieten alle vorgestellten Inhalte und Anregungen keinen Ersatz für eine medizinische und/oder psychologische Beratung, Betreuung und Behandlung.

Etwaige geschützte Warennamen (Warenzeichen) werden nicht besonders kenntlich gemacht. Daraus kann nicht geschlossen werden, dass es sich um freie Warennamen handelt.

Gedruckt mit mineralölfrei hergestellten Druckfarben und Strom aus erneuerbaren Energien. Die eingesetzten Klebe- und Bindestoffe entsprechen den derzeitigen Umweltstandards, die vom RAL-Institut für Gütesicherung und Kennzeichnung geprüft wurden.

Lektorat: Meike Key, KeyTextwork
Covergestaltung: ZERO, München
Titelmotiv: shutterstock / TairA, Wiktoria Matynia
Abbildungen: stock.adobe.com: OLGA: 34, 35; designua: 35; Marc: 34, 35; happy-vector071: 78; Archivist: 128; Oli: 168; logo3in1: 170; ii-graphics: 173
Satz: PER MEDIEN & MARKETING GmbH, Braunschweig
Druck und Bindung: Salzland Druck GmbH & Co. KG, Staßfurt